Lesenwert

vor der Arbeit

als Pflegehelfer/in

in der

Schlafmedizin

MARTIN STERLING

Inhaltsverzeichnis

« *Die Schlafmedizin ist nicht einfach nur das Studium der Ruhe, sondern der Mechanismen, die es Geist und Körper ermöglichen, wieder ins Gleichgewicht zu kommen. Jede Nacht ist eine Gelegenheit, die Gesundheit wiederherzustellen, und der Pfleger ist der wachsame Wächter darüber.* »

Kapitel 1

Einführung in die Schlafmedizin

- Definition und Bedeutung der Schlafmedizin

Die Schlafmedizin ist ein medizinischer Zweig, der sich der Untersuchung, Diagnose und Behandlung von Schlafstörungen widmet. Obwohl der Schlaf eine wichtige Lebensfunktion ist, können seine Störungen oft unterschätzt werden. Die Auswirkungen von schlechtem oder unzureichendem Schlaf sind jedoch weitreichend und betreffen sowohl die körperliche als auch die geistige Gesundheit. Der Schlaf ermöglicht es dem Körper, sich zu erholen, Gewebe zu regenerieren, das Gedächtnis zu festigen und das Immunsystem auszugleichen. Wenn diese Funktion beeinträchtigt ist, spürt der gesamte Körper die Auswirkungen, was langfristig zu ernsthaften Erkrankungen führen kann.

Die zentrale Aufgabe der Schlafmedizin besteht daher darin, die Mechanismen zu verstehen, die den Schlaf steuern, und Funktionsstörungen zu identifizieren, die die Fähigkeit des Einzelnen, einen erholsamen Schlaf zu genießen, beeinträchtigen. Zu den häufigsten Störungen gehören die obstruktive Schlafapnoe, Schlaflosigkeit, Narkolepsie und das Restless-Legs-Syndrom. Diese oft chronischen Störungen beschränken sich nicht auf die Nacht: Ihre Auswirkungen zeigen sich auch tagsüber in Form von Müdigkeit, übermäßiger Schläfrigkeit, kognitiven Schwierigkeiten oder emotionalen Störungen.

Die Bedeutung dieser medizinischen Disziplin liegt in ihrem Einfluss auf die allgemeine Gesundheit. Durch eine Verbesserung der Schlafqualität können Erkrankungen wie Bluthochdruck, Herz-Kreislauf-Erkrankungen, Typ-2-Diabetes sowie Angst- und Depressionsstörungen gelindert oder sogar verhindert werden. Die Schlafmedizin spielt somit eine Schlüsselrolle bei der Vorbeugung und Bewältigung chronischer Krankheiten.

Für die in diesem Bereich tätigen Berufsgruppen, insbesondere für Pflegekräfte, ist es von entscheidender Bedeutung, nicht nur die biologischen Mechanismen des Schlafs zu verstehen, sondern auch die diagnostischen und therapeutischen Instrumente, die zur Beurteilung und Behandlung dieser Störungen eingesetzt werden.

Die Betreuung der Patienten in einem Schlafzentrum beschränkt sich nicht nur auf die Überwachung: Sie umfasst auch eine erzieherische Dimension und die Unterstützung bei der Einführung neuer Lebensgewohnheiten, alles unter besonderer Berücksichtigung des emotionalen Aspekts. Auf diese Weise behandelt die Schlafmedizin nicht nur die Symptome der Krankheit, sondern trägt auch dazu bei, die Lebensqualität der Patienten wiederherzustellen, was sie zu einem unverzichtbaren Pfeiler im Bereich der präventiven und kurativen Gesundheit macht.

- Die häufigsten Schlafstörungen (Schlafapnoe, Schlaflosigkeit, Narkolepsie usw.).

Schlafstörungen sind vielfältig, aber einige sind besonders weit verbreitet und machen einen großen Teil der Konsultationen in der Schlafmedizin aus. Unter ihnen nehmen Schlafapnoe, Schlaflosigkeit und Narkolepsie aufgrund ihrer Häufigkeit und ihrer Auswirkungen auf die Gesundheit eine zentrale Stellung ein. Obwohl diese Erkrankungen die Patienten unterschiedlich betreffen, haben sie eines gemeinsam: Sie stören die Qualität und Quantität des Schlafs, was zu teilweise schwerwiegenden Folgen für das tägliche Leben führt.

Die obstruktive Schlafapnoe (OSA) ist wahrscheinlich die am häufigsten diagnostizierte Schlafstörung. Sie ist durch wiederholte Atempausen während des Schlafs gekennzeichnet, die auf eine Obstruktion der oberen Atemwege zurückzuführen sind. Diese Pausen, die von wenigen Sekunden bis zu einer Minute dauern können, führen zu häufigem, oft unbewusstem Mikroaufwachen, wodurch der Schlaf fragmentiert wird. Menschen mit OSA leiden tagsüber unter übermäßiger Schläfrigkeit, Konzentrationsschwierigkeiten und einem erhöhten Risiko für Herz-Kreislauf-Erkrankungen wie Bluthochdruck, Schlaganfall oder Herzrhythmusstörungen. Die häufigste Behandlung der obstruktiven Schlafapnoe beruht auf der Verwendung einer kontinuierlichen positiven Druckbeatmung (CPAP), einem Gerät, das die Atemwege während des Schlafs offen hält.

Schlaflosigkeit hingegen ist definiert als Schwierigkeiten beim Einschlafen, beim Durchschlafen oder beim frühen Aufwachen. Diese Störung kann akut oder chronisch sein und beeinträchtigt die Lebensqualität erheblich. Chronische Schlaflosigkeit wird häufig von psychischen Gesundheitsproblemen wie Angstzuständen oder Depressionen begleitet und kann zu Reizbarkeit, verminderter kognitiver Leistungsfähigkeit und anhaltender Müdigkeit führen. Im Gegensatz zur Schlafapnoe gibt es für Schlaflosigkeit keine einheitliche Ursache; sie kann mit psychologischen, medizinischen oder umweltbedingten Faktoren zusammenhängen. Zur Behandlung von Schlaflosigkeit werden Verhaltens- und kognitive Therapien eingesetzt, die manchmal mit einer pharmakologischen Behandlung kombiniert werden.

Narkolepsie ist eine weitere wichtige, wenn auch weniger häufige Störung. Diese neurologische Erkrankung ist durch übermäßige Tagesschläfrigkeit und plötzliche Episoden von unkontrollierbarem Schlaf gekennzeichnet, die manchmal mitten in den täglichen Aktivitäten auftreten. Die Patienten können auch Kataplexien, d. h. einen plötzlichen Verlust des Muskeltonus, der durch starke Emotionen ausgelöst wird, sowie hypnagogische Halluzinationen und Schlaflähmung aufweisen. Narkolepsie hängt mit einer Fehlfunktion des REM-Schlaf-Regulierungssystems zusammen, und obwohl die genauen Ursachen noch nicht vollständig geklärt sind, wurde in einigen Fällen ein Mangel an Hypocretin, einem Neurotransmitter, der das Wachsein und den Schlaf reguliert, festgestellt. Die Behandlung beruht auf pharmakologischen Behandlungen zur Verbesserung der Tageswachheit und zur Kontrolle der damit verbundenen Symptome.

Zu den weiteren Schlafstörungen gehört das Restless-Legs-Syndrom, bei dem ein unwiderstehlicher Drang besteht, die Beine zu bewegen, oft begleitet von unangenehmen Empfindungen, und das vor allem in Ruhe auftritt und das Einschlafen stört. Dieses Syndrom führt zu einer starken Unruhe in der Nacht und zu Müdigkeit am nächsten Tag.

Parasomnien schließlich, wie Nachtschrecken oder Schlafwandeln, betreffen vor allem Kinder, können aber auch im Erwachsenenalter bestehen bleiben. Sie sind in der Regel harmlos, können aber zu Verletzungen oder erheblichen Schlafstörungen führen.

Diese Schlafstörungen, ob sie nun respiratorischen, neurologischen oder verhaltensbedingten Ursprungs sind, haben alle erhebliche Auswirkungen auf die Gesundheit und das Wohlbefinden der Patienten. Pflegekräfte spielen eine Schlüsselrolle bei der Überwachung, Diagnose und Unterstützung von Patienten mit diesen Störungen, indem sie sie durch die oftmals komplexen Behandlungen begleiten und dazu beitragen, ihre allgemeine Lebensqualität zu verbessern.

- Die wichtigsten Bewertungsmethoden (Polysomnografie, Aktimetrie, Latenztests usw.).

Die Beurteilung von Schlafstörungen beruht auf einer Reihe von diagnostischen Methoden, die eine objektive und detaillierte Messung der verschiedenen Parameter im Zusammenhang mit dem Schlaf ermöglichen. Unter diesen Instrumenten nehmen die Polysomnographie, die Aktimetrie und die Einschlaflatenztests einen wesentlichen Platz ein. Jede dieser Methoden trägt zu einer genauen Diagnose bei und ermöglicht es, den Patienten eine geeignete Behandlung vorzuschlagen.

Die **Polysomnografie** ist die Standarduntersuchung zur Erforschung des Schlafs. Dabei handelt es sich um eine gleichzeitige Aufzeichnung mehrerer physiologischer Parameter während des Schlafs, die während einer Nacht in einem Schlaflabor oder in manchen Fällen auch zu Hause durchgeführt wird. Bei dieser Untersuchung werden die Gehirnaktivität über das Elektroenzephalogramm (EEG), die Atmung (nasaler Luftstrom und Atemanstrengung), die Sauerstoffsättigung, die Herzfrequenz, die Augenbewegungen (Elektrookulogramm) und der Muskeltonus (Elektromyogramm) gemessen. Durch die Analyse dieser Daten können Anomalien wie Apnoen,

Hypopnoen, nächtliches Erwachen oder auch Bewegungsstörungen wie das Restless-Legs-Syndrom festgestellt werden. Die Polysomnografie ist besonders geeignet, um Störungen wie Schlafapnoe, Parasomnien oder auch Narkolepsie zu diagnostizieren.

Die **Aktimetrie** ist eine nicht-invasive Beurteilungsmethode, bei der ein kleines, am Handgelenk getragenes Gerät, das sogenannte Aktimeter, verwendet wird, um die Körperbewegungen über mehrere Tage oder Wochen aufzuzeichnen. Auf diese Weise können die Rhythmen-Wach-Schlaf des Patienten über einen längeren Zeitraum beurteilt und Informationen über die Dauer und Qualität des Schlafs gewonnen werden. Im Gegensatz zur Polysomnografie können mit der Aktimetrie keine Schlafstadien gemessen werden, sie ist jedoch sehr nützlich bei der Untersuchung von zirkadianen Störungen, chronischer Schlaflosigkeit oder Schlafstörungen, die auf Lebensgewohnheiten oder Umweltbedingungen zurückzuführen sind. Als Ergänzung zu den von den Patienten geführten Schlaftagebüchern bietet die Aktimetrie einen umfassenden Überblick über ihr Schlafverhalten.

Der **Multiple Einschlaflatenztest (MSLT)** wird vor allem bei der Diagnose von Narkolepsie und Hypersomnie eingesetzt. Bei diesem Test wird der Patient im Laufe des Tages mehrmals in regelmäßigen Abständen zum Schlafen gebracht, um die Zeit zu messen, die er zum Einschlafen benötigt, sowie das Vorhandensein oder Fehlen von REM-Schlaf. Der Patient wird in einen dunklen, ruhigen Raum gebracht und gebeten, sich hinzulegen und zu versuchen, einzuschlafen. Mit diesem Test kann übermäßige Tagesschläfrigkeit quantifiziert werden, indem festgestellt wird, ob der Patient schnell einschläft und in welche Schlafphasen er eintritt. Eine Einschlaflatenz von weniger als fünf Minuten ist oft ein Zeichen für eine pathologische Hypersomnie, und das Auftreten von schnellem REM-Schlaf nach dem Einschlafen ist charakteristisch für Narkolepsie.

Ein weiteres ergänzendes Instrument ist der Wachsamkeitstest (**MWT**), der die Fähigkeit eines Patienten beurteilt, in einer schlaffördernden Umgebung wach zu bleiben. Im Gegensatz zu Latenztests misst dieser Test die Anstrengung des Patienten, wach zu bleiben, insbesondere in Fällen, in denen die Beurteilung der Wachsamkeitsfähigkeit aus Sicherheitsgründen von entscheidender Bedeutung ist, z. B. in Berufen, die eine hohe Aufmerksamkeit erfordern, oder beim Führen von Fahrzeugen.

Heimaufzeichnungen, die manchmal zur Diagnose von Schlafapnoe verwendet werden, sind ebenfalls eine gängige Methode. Obwohl sie weniger umfassend sind als die Polysomnographie im Labor, sind diese Aufzeichnungen für manche Patienten leichter zugänglich und ermöglichen die Überwachung wichtiger Parameter wie Sauerstoffsättigung, Herzfrequenz und Atmung. Sie werden häufig in erster Linie zur Beurteilung von Schlafapnoe-Syndromen eingesetzt.

Die **Nachtoxymetrie** schließlich ist ein einfacher Test, der den Sauerstoffgehalt im Blut während der Nacht kontinuierlich misst. Damit lassen sich Absenkungen der Sauerstoffsättigung feststellen, die bei Patienten mit Schlafapnoe oder Lungenerkrankungen häufig vorkommen. Obwohl er nicht so viele Informationen liefert wie eine Polysomnografie, kann er ein guter Indikator für das Vorliegen einer nächtlichen Apnoe sein.

Diese Beurteilungsmethoden sind für eine genaue Diagnose und eine wirksame Nachsorge der Patienten von entscheidender Bedeutung. Jede dieser Methoden liefert spezifische Informationen über den Schlaf und ermöglicht es Gesundheitsfachkräften und insbesondere Pflegekräften, die Störungen, unter denen die Patienten leiden, besser zu verstehen und die Pflege entsprechend anzupassen. Diese Untersuchungen sind nicht nur technische Hilfsmittel, sondern auch Fenster zur allgemeinen Gesundheit des Patienten, die entscheidende Hinweise für eine ganzheitliche Pflege liefern.

- Das multidisziplinäre Team in einem Schlafzentrum

In einem Schlafzentrum beruht die Behandlung der Patienten auf einem multidisziplinären Ansatz, der ein Team von Fachleuten mit komplementären Kompetenzen mobilisiert. Diese Zusammenarbeit ist entscheidend, um Schlafstörungen, die oft komplex und multifaktoriell bedingt sind, wirksam zu beurteilen, zu diagnostizieren und zu behandeln. Jedes Teammitglied hat eine klar definierte Rolle und ihre synergetische Arbeit ermöglicht eine individuelle und umfassende Betreuung der Patienten.

Der **Schlafmediziner**, häufig ein Lungenspezialist, Neurologe oder Psychiater, steht im Mittelpunkt der Diagnose. Er ist es, der die Ergebnisse von Untersuchungen wie Polysomnographie, Latenztests oder Aktimetrie interpretiert und einen Behandlungsplan aufstellt. Je nach Symptomen und Ergebnissen kann er medikamentöse Behandlungen, Verhaltensmaßnahmen oder die Verwendung spezieller Geräte wie CPAP (Continuous Positive Airway Pressure Ventilation) für Patienten mit Schlafapnoe empfehlen. Der Arzt ist auch dafür zuständig, die verschiedenen Aspekte des Behandlungspfads des Patienten zu koordinieren, indem er die Behandlungen anpasst und mit den anderen Fachkräften im Team zusammenarbeitet.

Der **Schlaftechniker** ist für die Einrichtung und Überwachung diagnostischer Tests, insbesondere der Polysomnografie, verantwortlich. Er installiert die Elektroden, die zur Aufzeichnung der Gehirnaktivität, der Atmung, der Augenbewegungen und anderer physiologischer Parameter während der Nacht erforderlich sind. Während der Untersuchung sorgt er dafür, dass die Geräte einwandfrei funktionieren und greift bei technischen Problemen ein. Seine Rolle beschränkt sich nicht auf den technischen Aspekt: Er muss auch den Patienten beruhigen, ihm den Ablauf der Untersuchung erklären und für sein Wohlbefinden während der Nacht sorgen. Der Techniker ist oft der erste, der die Rohdaten auswertet und sie dann zur detaillierten Auswertung an den Arzt weiterleitet.

Der **Krankenpfleger** oder die **Krankenschwester** spielt eine entscheidende Rolle bei der Betreuung der Patienten vor, während und nach der Schlafuntersuchung. Sie bereitet den Patienten vor und sorgt dafür, dass er über die einzelnen Schritte der Untersuchung informiert ist und sich mit den verwendeten Geräten wohlfühlt. Die Krankenschwester ist in Zusammenarbeit mit dem Techniker auch an der nächtlichen Überwachung beteiligt und bereit, bei Problemen während der Untersuchung gegebenenfalls einzugreifen. Nach der Diagnose betreut die Krankenschwester die Patienten weiter, insbesondere diejenigen, die eine Anpassung an CPAP oder andere medizinische Geräte benötigen. Sie spielt eine zentrale Rolle bei der Therapieerziehung, indem sie den Patienten beibringt, wie sie ihre Geräte zu Hause benutzen können, und sie beim täglichen Umgang mit ihren Schlafstörungen anleitet.

Der **Pflegehelfer**, der häufig an vorderster Front mit dem Patienten in Kontakt tritt, leistet eine wesentliche logistische und emotionale Unterstützung. Er hilft bei der Unterbringung des Patienten, prüft, ob er sich wohlfühlt, und beteiligt sich an der allgemeinen Überwachung während der Nacht. Durch die enge Zusammenarbeit mit dem Techniker und der Krankenschwester stellt der Pflegehelfer sicher, dass die unmittelbaren Bedürfnisse des Patienten erfüllt werden, und er bleibt verfügbar, um Fragen zu beantworten oder sich um kleinere Notfälle zu kümmern. Er ist zwar nicht direkt an der Interpretation der Ergebnisse beteiligt, aber durch seine Beobachtung und seine tägliche Interaktion mit den Patienten kann er subtile Anzeichen von Not oder Unbehagen erkennen, die die Pflege lenken können. Die Rolle des Pflegers erstreckt sich auch auf die Aufklärung des Patienten. Er hilft ihm zu verstehen, wie wichtig es ist, sich an die verordnete Behandlung zu halten und bessere Schlafgewohnheiten zu entwickeln.

Der **Psychologe** nimmt einen wichtigen Platz im Team ein, insbesondere bei der Behandlung von Schlafstörungen, die auf psychologische Ursachen wie Schlaflosigkeit oder Narkolepsie zurückzuführen sind. Zur Behandlung chronischer Schlaflosigkeit wird häufig die kognitive Verhaltenstherapie (KVT) eingesetzt, die den Patienten hilft, ihre Schlafgewohnheiten zu ändern und ängstliche Gedanken, die ihre Erholung beeinträchtigen, zu reduzieren. Der Psychologe kann auch bei der Bewältigung der emotionalen Auswirkungen von Schlafstörungen wie Angstzuständen oder Depressionen, die bei diesen Patienten häufig auftreten, tätig werden. In Zusammenarbeit mit dem Arzt und der Krankenschwester hilft der Psychologe, geeignete Strategien zu entwickeln, um die Lebensqualität der Patienten zu verbessern.

Der **Atemphysiotherapeut** ist vor allem bei der Behandlung von Schlafapnoe und damit verbundenen Atemstörungen tätig. Er hilft den Patienten, sich an die Anwendung der CPAP-Methode zu gewöhnen und arbeitet mit ihnen an der Verbesserung ihrer Atemkapazität. In einigen Fällen kann er auch an der Rehabilitation der Atemmuskulatur beteiligt sein, um die Obstruktion der oberen Atemwege zu verringern. Sein Fachwissen ist von entscheidender Bedeutung bei der Aufklärung der Patienten über den Umgang mit medizinischen Geräten und über Körperhaltungen oder Übungen, die eine bessere Atmung im Schlaf fördern.

Schließlich kann auch der **Ernährungsberater** eine wichtige Rolle spielen, insbesondere bei Schlafapnoe in Verbindung mit Fettleibigkeit. Die Verbesserung der Essgewohnheiten und die Gewichtsabnahme sind oft Schlüsselstrategien zur Verringerung der Apnoesymptome. Der Ernährungswissenschaftler arbeitet mit dem übrigen Team zusammen, um einen individuellen Ernährungsplan zu erstellen, der auf die besonderen Bedürfnisse des Patienten zugeschnitten ist.

Dieses multidisziplinäre Team funktioniert wie ein zusammenhängendes Ganzes, wobei jedes Mitglied wertvolle, sich ergänzende Fachkenntnisse einbringt, um eine umfassende und integrierte Behandlung zu bieten. Der kollaborative Ansatz ermöglicht nicht nur die Behandlung der Symptome von Schlafstörungen, sondern auch eine nachhaltige Verbesserung der

Lebensqualität der Patienten, indem ihnen umfassende Lösungen angeboten werden, die sowohl ihre körperliche als auch ihre geistige Gesundheit betreffen. Diese Synergie zwischen den verschiedenen Berufsgruppen ist der Schlüssel zu einer erfolgreichen Behandlung in der Schlafmedizin.

- Die Rolle der Pflegekraft in diesem Fachgebiet: Ein Überblick

Im Bereich der Schlafmedizin spielt die Pflegekraft eine zentrale und vielseitige Rolle, die weit über die bloße Betreuung hinausgeht. Seine Präsenz bei den Patienten, sein Fachwissen in der Grundpflege und seine Fähigkeit, mit einem multidisziplinären Team zusammenzuarbeiten, machen ihn zu einem Schlüsselakteur im Behandlungsverlauf. Die Pflegekraft wird zu einem wesentlichen Bindeglied zwischen dem Patienten und den anderen Gesundheitsfachkräften, indem sie täglich sowohl technische als auch menschliche Zuwendung leistet.

Die Rolle der Pflegekraft beginnt bereits beim Empfang des Patienten, wo sie eine vertrauensvolle Umgebung schafft, die unerlässlich ist, um mögliche Ängste zu zerstreuen. In der Schlafmedizin können diagnostische Untersuchungen wie Polysomnographie oder Aktimetrie bei manchen Patienten Ängste auslösen, da sie eine manchmal aufdringliche nächtliche Überwachung mit sich bringen. Die Pflegekraft hat dank ihrer Nähe zu den Patienten die Aufgabe, den Ablauf der Tests zu erklären, ihre Fragen zu beantworten und sie über die bevorstehenden Verfahren zu beruhigen. Dieser erste Kontakt ist entscheidend für den Aufbau eines Vertrauensverhältnisses, das den reibungslosen Ablauf der Pflege erleichtert.

Bei der Einrichtung der Untersuchungen leistet der Pflegehelfer eine wesentliche logistische Unterstützung. Er beteiligt sich an der Vorbereitung der Geräte und der Anbringung der Sensoren am Patienten, wobei er auf dessen Komfort und die gute Haftung der Elektroden oder Überwachungsgeräte achtet. Dank seiner

Kenntnisse der Überwachungstechniken und -geräte kann er eng mit den Schlaftechnikern zusammenarbeiten und so die Genauigkeit der in der Nacht vorgenommenen Messungen sicherstellen. Wenn Anpassungen vorgenommen werden müssen, sei es wegen der Unannehmlichkeiten, die der Patient empfindet, oder wegen kleinerer technischer Fehlfunktionen, steht der Pflegehelfer oft an vorderster Front, um einzugreifen.

Die Überwachung des Zustands des Patienten während der Nacht gehört ebenfalls zu den Aufgaben des Pflegehelfers. Auch wenn Schlafuntersuchungen hauptsächlich von Technikern oder Krankenschwestern überwacht werden, spielt der Pflegehelfer eine wichtige Rolle bei der Überwachung der Vitalparameter und bei der schnellen Reaktion auf die Bedürfnisse des Patienten. Ob er nun Geräte wie Masken für die kontinuierliche Überdruckbeatmung (CPAP) anpasst oder bei Unwohlsein eingreift, seine Reaktionsfähigkeit ist entscheidend, um einen reibungslosen Ablauf der Nacht und die Qualität der gesammelten Daten zu gewährleisten. Außerdem achtet der Pflegehelfer stets auf die Sicherheit der Patienten, insbesondere derjenigen, die nachts sturzgefährdet sind oder an Verwirrtheit leiden.

Einer der grundlegenden Aspekte der Rolle der Pflegekraft in der Schlafmedizin ist die therapeutische Ausbildung des Patienten. Viele Schlafstörungen, wie z. B. die obstruktive Apnoe, erfordern ein langfristiges Management, das häufig zu Hause stattfindet. Die Pflegekraft begleitet den Patienten beim Erlernen der Anwendung von Geräten wie CPAP, indem sie deren Funktionsweise erklärt, auf die richtige Einstellung achtet und auf etwaige Schwierigkeiten eingeht. Er trägt dazu bei, den Patienten für die Bedeutung der Therapietreue zu sensibilisieren, indem er die Risiken einer Nichtverwendung des Geräts oder einer Unterbrechung der Therapie erläutert. Diese pädagogische Rolle ist entscheidend für die langfristige Wirksamkeit der Behandlung und für die Verbesserung der Lebensqualität der Patienten.

Die psychologische Betreuung ist eine weitere Facette der Arbeit von Pflegekräften. Schlafstörungen, insbesondere Schlaflosigkeit oder Narkolepsie, sind häufig mit Angstzuständen, Depressionen oder emotionaler Not aufgrund chronischer Müdigkeit verbunden. Der Pflegehelfer kann durch sein Zuhören und seine Nähe zu den Patienten eine moralisch unterstützende Rolle spielen, indem er auf Zeichen der Not achtet und einen Raum für Gespräche schafft. Obwohl er nicht direkt an der psychologischen Betreuung der Patienten beteiligt ist, trägt er dazu bei, emotionale Bedürfnisse zu erkennen, die einer besonderen Aufmerksamkeit durch den Psychologen oder Arzt bedürfen.

Schließlich ist der Pflegehelfer ein integraler Bestandteil des multidisziplinären Teams. Durch die Teilnahme an Besprechungen mit Ärzten, Krankenpflegern, Technikern und anderen Gesundheitsfachkräften teilt er seine Beobachtungen über das Verhalten des Patienten, seine Anpassung an medizinische Geräte oder auch die Schwierigkeiten, auf die er im Alltag stößt, mit. Diese Zusammenarbeit ermöglicht es, die Pflege feiner abzustimmen und besser auf die individuellen Bedürfnisse jedes Patienten einzugehen.

Kapitel 2

Die Physiologie des Schlafs

- Schlafzyklen: Langsamer und REM-Schlaf

Der Schlaf ist ein wesentlicher biologischer Prozess, der durch einen Wechsel von verschiedenen Zyklen gekennzeichnet ist, die sich im Laufe der Nacht ablösen. Diese Zyklen, die aus mehreren unterschiedlichen Phasen bestehen, ermöglichen es dem Organismus, sich zu regenerieren, das Gelernte zu festigen und ein physiologisches und psychologisches Gleichgewicht aufrechtzuerhalten. Die beiden Hauptkategorien des Schlafs, der langsame Schlaf und der REM-Schlaf, spielen bei diesen Prozessen jeweils spezifische und komplementäre Rollen.

Der **langsame Schlaf**, auch Non-REM-Schlaf oder NREM (Non-Rapid Eye Movement) genannt, wird wiederum in drei Stadien unterteilt: N1, N2 und N3. Diese Art von Schlaf wird von einer Gehirnaktivität dominiert, die mit zunehmender Tiefe immer langsamer wird und einen Zustand der Entspannung und der allmählichen Erholung des Körpers widerspiegelt.

Das erste Stadium des langsamen Schlafs, das **N1-Stadium**, stellt das Einschlafen dar. Es ist eine Übergangsphase zwischen Wachen und Schlafen, in der sich die Gehirnaktivität zu verlangsamen beginnt. Die Muskeln entspannen sich allmählich, die Augenbewegungen werden seltener und das Einschlafgefühl wird oft von kleinen unwillkürlichen Muskelzuckungen begleitet, die als Einschlafmyoklonien bezeichnet werden. Das Stadium N1 ist in der Regel sehr kurz und macht etwa 5 % des Gesamtschlafs aus. Es ist eine empfindliche Phase, aus der der Schläfer leicht durch ein Geräusch oder eine Bewegung geweckt werden kann.

Das **Stadium N2** ist die längste Phase des langsamen Schlafs und macht bei Erwachsenen etwa 45-55 % des Gesamtschlafs aus. In dieser Phase beginnt der Körper tatsächlich, sich zu entspannen. Die Körpertemperatur sinkt leicht, Herzschlag und Atmung verlangsamen sich und die Gehirnaktivität weist spezifische Merkmale auf, wie die Schlafspindeln und die K-Komplexe, Wellen, die von der Hemmung der Reaktionen auf äußere Reize zeugen. Dieses Stadium ist ein entscheidender Moment für die körperliche und geistige Erholung.

Das **Stadium N3**, oder tiefer langsamer Schlaf, ist die erholsamste Phase des langsamen Schlafs. In diesem Stadium sendet das Gehirn sehr langsame Deltawellen aus, die einen Zustand tiefer Entspannung und Ruhe widerspiegeln. Der Schläfer ist dann sehr schwer zu wecken, und wenn er in diesem Stadium aus dem Schlaf gerissen wird, fühlt er sich in der Regel desorientiert oder verwirrt. Der tiefe langsame Schlaf ist für die Regeneration von Gewebe, das Wachstum und die Reparatur von Muskeln sowie für die Festigung des Langzeitgedächtnisses von entscheidender Bedeutung. In dieser Phase wird auch das Wachstumshormon freigesetzt, das eine Schlüsselrolle bei der Zellregeneration und dem Wachstum bei Kindern spielt.

Nach jedem langsamen Schlafzyklus tritt der Körper in eine ganz andere Phase ein: den REM-Schlaf oder REM (Rapid Eye Movement). Im Gegensatz zum langsamen Schlaf ist der REM-Schlaf von einer intensiven Gehirnaktivität geprägt, die der des Wachzustands fast gleicht, obwohl sich der Körper mit Ausnahme der Augen- und Atemmuskulatur in einer vorübergehenden Muskellähmung befindet. Diese Lähmung ist ein natürlicher Schutz, um körperliche Bewegungen als Reaktion auf Träume zu verhindern, die in dieser Phase reichlich und lebhaft vorhanden sind.

Der REM-Schlaf macht bei Erwachsenen etwa 20-25 % des gesamten Schlafs aus. In dieser Phase bewegen sich die Augen unter den geschlossenen Lidern schnell, und es ist auch die Zeit, in der die intensivsten und ausgefeiltesten Träume auftreten. Der REM-Schlaf spielt eine wichtige Rolle bei der Festigung von Erinnerungen, beim Lernen, bei der Regulierung von Emotionen und bei der Verarbeitung kognitiver Informationen. Er ist auch entscheidend für die Aufrechterhaltung des emotionalen Gleichgewichts, trägt zur Stressbewältigung bei und hilft bei der Anpassung an Lebensereignisse.

Ein vollständiger Schlafzyklus, der den langsamen Schlaf und den REM-Schlaf umfasst, dauert etwa 90 Minuten. In einer normalen Nacht wiederholen sich diese Zyklen vier- bis sechsmal, wobei sich der langsame Schlaf und der REM-Schlaf regelmäßig abwechseln. Der Anteil der einzelnen Phasen schwankt jedoch im Laufe der Nacht. Die ersten Stunden des Schlafs bestehen beispielsweise hauptsächlich aus tiefem langsamen Schlaf, während die REM-Phasen mit fortschreitender Nacht länger und häufiger werden, vor allem am Ende der Nacht.

Der Wechsel zwischen diesen beiden Schlaftypen ist für die vollständige Erholung von Körper und Geist unerlässlich. Der langsame Schlaf ermöglicht die körperliche Reparatur, während der REM-Schlaf dafür sorgt, dass Erfahrungen und Gelerntes in das Gedächtnis integriert werden und das emotionale Gleichgewicht erhalten bleibt. Eine Störung eines dieser Zyklen, sei es durch häufiges Aufwachen oder spezifische Störungen wie Schlafapnoe, kann erhebliche Auswirkungen auf die allgemeine Gesundheit haben und zu anhaltender Müdigkeit, Reizbarkeit und langfristig zu körperlichen und geistigen Gesundheitsproblemen führen.

•   Die Funktionsweise der zirkadianen Rhythmen
Zirkadiane Rhythmen sind biologische Zyklen von etwa 24 Stunden, die zahlreiche physiologische und verhaltensbezogene Prozesse im Körper regulieren, darunter Schlaf, Wachheit, Körpertemperatur, Hormonproduktion und Stoffwechsel. Diese Rhythmen, die eng mit dem Tag-Nacht-Wechsel verbunden sind, werden von einer Art inneren Uhr orchestriert, die sich in einer kleinen Gehirnregion namens Nucleus suprachiasmaticus (SCN) befindet, die im Hypothalamus liegt. Das reibungslose Funktionieren der zirkadianen Rhythmen ist für die Aufrechterhaltung des Gleichgewichts von Körper und Geist von entscheidender Bedeutung, und jede Störung dieser Zyklen kann erhebliche Auswirkungen auf die Gesundheit haben.

Der wichtigste Synchronisator der zirkadianen Rhythmen ist das Licht. Wenn wir Licht, insbesondere Tageslicht, ausgesetzt sind, werden über spezialisierte Zellen in der Netzhaut, die nicht direkt am Sehen beteiligt sind, aber die Lichtintensität aufnehmen,

Signale an den Nucleus suprachiasmaticus gesendet. Diese Signale regulieren dann die Produktion von **Melatonin**, einem Hormon, das von der Zirbeldrüse produziert wird und oft als "Schlafhormon" bezeichnet wird. Melatonin wird in der Dunkelheit vermehrt ausgeschüttet und erreicht seinen Höhepunkt während der Nacht, was das Einschlafen fördert. Am Morgen, wenn es heller wird, sinkt die Melatoninausschüttung, was das Aufwachen fördert.

Über das Melatonin hinaus folgen auch andere Hormone und physiologische Prozesse den zirkadianen Rhythmen. **Cortisol** beispielsweise, das oft als "Stresshormon" bezeichnet wird, folgt einem umgekehrten Zyklus wie Melatonin. Seine Ausschüttung ist während der Nacht am geringsten und erreicht ihren Höhepunkt am Morgen, was das Aufwachen und die Tagesaktivität erleichtert. Dieser hormonelle Wechsel trägt dazu bei, Energie, Stimmung und Wachsamkeit den ganzen Tag über zu regulieren.

Die **Körpertemperatur** unterliegt ebenfalls einem zirkadianen Rhythmus. Sie sinkt während der Nacht allmählich ab, was den Schlaf fördert, und steigt mit der nahenden Morgendämmerung an, was zur Wachheit beiträgt. Diese Temperaturschwankungen sind entscheidend, um den Körper auf das Einschlafen und das Aufwachen vorzubereiten, und synchronisieren so die verschiedenen physiologischen Funktionen.

Die zirkadianen Rhythmen steuern auch andere Stoffwechselprozesse, wie die Verdauung und den Energiestoffwechsel. Beispielsweise sind der Appetit und die Fähigkeit des Körpers, Nahrung zu verdauen, tagsüber am stärksten ausgeprägt, wenn der Organismus von Natur aus auf Aktivität programmiert ist. Daher können Mahlzeiten, die spät am Abend oder mitten in der Nacht eingenommen werden, den Stoffwechsel stören und zu Verdauungsstörungen oder Stoffwechselstörungen wie Fettleibigkeit oder Diabetes beitragen.

Die zirkadianen Rhythmen werden jedoch nicht nur von Licht und Dunkelheit beeinflusst. Sie können auch durch andere Faktoren verändert werden, z. B. durch Lebensgewohnheiten, Arbeitszeiten und sogar durch geografische Ortsveränderungen, wie im Fall des **Jetlags**. Wenn die innere Uhr gegenüber der Umgebung desynchronisiert ist, wie es bei einem Jetlag nach einer Reise durch mehrere Zeitzonen oder bei Nachtarbeitern der Fall ist, kann dies zu Störungen des Schlafs, der Wachsamkeit und der Stimmung führen. Dieses Phänomen wird als **zirkadiane Desynchronisation** bezeichnet und ist häufig die Ursache für ein Gefühl der Müdigkeit, eine verminderte kognitive Leistungsfähigkeit und Verdauungsstörungen.

Wenn man über einen längeren Zeitraum einem gestörten zirkadianen Rhythmus ausgesetzt ist, kann dies schwerwiegendere Folgen für die Gesundheit haben. Studien haben gezeigt, dass Menschen, die regelmäßig nachts oder in Schichtarbeit arbeiten, ein erhöhtes Risiko haben, Herz-Kreislauf-Erkrankungen, Stoffwechselstörungen und sogar bestimmte Krebsarten zu entwickeln. Dies ist auf die Störung der Melatoninproduktion zurückzuführen, aber auch auf die Auswirkungen auf den gesamten Hormon- und Stoffwechselzyklus. Die fehlende Synchronisation zwischen der biologischen Uhr und dem natürlichen Tagesrhythmus kann auch zu chronischen Schlafstörungen, einer verminderten Lebensqualität und einer Schwächung der Immunabwehr führen.

Es ist jedoch möglich, die zirkadianen Rhythmen neu einzustellen. Techniken der **kontrollierten Lichtexposition** werden häufig eingesetzt, um Menschen mit zirkadianen Störungen wie dem Schlafphasenverzögerungssyndrom oder Nachtarbeitern zu helfen. Indem man die Exposition gegenüber natürlichem Licht oder speziellen Lampen tagsüber erhöht oder die Exposition gegenüber blauem Licht, das von Bildschirmen ausgestrahlt wird, vor dem Schlafengehen einschränkt, kann die innere Uhr neu eingestellt werden. Darüber hinaus können Strategien wie die **Chronotherapie**, bei der die Schlafens- und Aufstehzeiten schrittweise angepasst werden, oder die Einnahme von Melatoninpräparaten unter ärztlicher Aufsicht helfen, einen regelmäßigen Schlafrhythmus wiederherzustellen.

- Die Auswirkungen von Schlafmangel auf die Gesundheit Schlafmangel, ob akut oder chronisch, hat verheerende Auswirkungen auf die allgemeine Gesundheit. Obwohl er oft übersehen oder heruntergespielt wird, wirkt sich schlechter oder unzureichender Schlaf auf fast alle Aspekte der physiologischen und psychologischen Funktion des Körpers aus. Von der Kognition bis zum Immun-, Herz-Kreislauf- und Stoffwechselsystem zeigen sich die Folgen von Schlafmangel kurz- und langfristig, beeinträchtigen die Lebensqualität und erhöhen das Risiko für schwere Krankheiten.

Einer der ersten Bereiche, die von einem Schlafdefizit betroffen sind, ist die **kognitive Funktion**. Das Gehirn, das Schlaf braucht, um sich zu regenerieren und die am Tag erworbenen Informationen zu festigen, funktioniert bei unzureichendem Schlaf schlecht. Konzentration, Aufmerksamkeit und die Fähigkeit, komplexe Probleme zu lösen, nehmen rapide ab. Außerdem beeinträchtigt Schlafmangel das Kurz- und Langzeitgedächtnis, wodurch es schwierig wird, Informationen aufzunehmen und abzurufen. Menschen mit Schlafmangel zeigen auch langsamere Reaktionszeiten und eine weniger effiziente Entscheidungsfindung, was das Unfallrisiko sowohl im Straßenverkehr als auch am Arbeitsplatz erhöht.

Auch das **Immunsystem** wird durch Schlafmangel stark beeinträchtigt. Während des Schlafs produziert der Körper Zytokine, Proteine, die bei der Bekämpfung von Infektionen, Entzündungen und Stress helfen. Unzureichender Schlaf verringert die Produktion dieser Zytokine und schwächt damit die Fähigkeit des Körpers, sich gegen Infektionen zu wehren. Das bedeutet, dass eine übermüdete Person anfälliger für häufige Krankheiten wie Erkältungen oder Grippe ist und länger braucht, um sich zu erholen. Außerdem kann chronischer Schlafentzug langfristig zum Ausbruch schwererer Krankheiten beitragen, da er die Immunabwehr ständig schwächt.

Auf der Ebene des **Stoffwechsels** bringt Schlafmangel die Prozesse zur Regulierung des Hungers und des Körpergewichts durcheinander. Das Ungleichgewicht zwischen zwei Schlüsselhormonen - **Ghrelin**, das den Appetit anregt, und **Leptin**, das Sättigung signalisiert - wird gestört, wenn zu wenig Schlaf vorhanden ist. Ghrelin wird im Übermaß produziert, während Leptin unterproduziert wird, was zu einem gesteigerten Appetit führt, insbesondere auf kalorien- und kohlenhydratreiche Lebensmittel. Dieses Phänomen trägt zu einer Gewichtszunahme und einem erhöhten Risiko für Fettleibigkeit bei. Außerdem beeinträchtigt Schlafmangel die Fähigkeit des Körpers, Insulin, das Hormon, das den Blutzuckerspiegel reguliert, zu verwerten. Diese Insulinresistenz erhöht das Risiko, an **Typ-2-Diabetes** zu erkranken.

Das **Herz-Kreislauf-System** ist ebenfalls sehr anfällig für die Auswirkungen von Schlafmangel. Schlaf ist entscheidend, um den Blutdruck zu regulieren und die Reparatur der Blutgefäße zu fördern. Wenn der Schlaf fragmentiert oder unzureichend ist, bleibt der Blutdruck länger hoch und die Blutgefäße stehen unter ständigem Stress. Dadurch erhöht sich das Risiko für Herzerkrankungen, Schlaganfälle und andere Herz-Kreislauf-Erkrankungen. Studien zeigen, dass Menschen, die regelmäßig weniger als sechs Stunden pro Nacht schlafen, ein deutlich höheres Risiko haben, an Bluthochdruck, Arteriosklerose und Herzinsuffizienz zu erkranken.

Auf **psychologischer** Ebene sind die Auswirkungen von Schlafmangel ebenso verheerend. Schlafmangel beeinträchtigt die Regulation von Emotionen und macht Menschen reizbarer, ängstlicher und anfälliger für Stimmungsschwankungen wie Depressionen. Die Unfähigkeit, Stress effektiv zu bewältigen, nimmt zu, und Episoden von Wut oder Frustration werden häufiger. Langfristig ist ein chronisches Schlafdefizit mit einem erhöhten Risiko für schwere Depressionen, Angststörungen und impulsives Verhalten verbunden. Schlafmangel spielt eine Rolle bei der Deregulierung der Produktion von Neurotransmittern wie Serotonin und Dopamin, die für die emotionale Stabilität und das geistige Wohlbefinden von entscheidender Bedeutung sind.

Die Auswirkungen auf die allgemeine **körperliche Gesundheit** gehen noch weiter. Die **Erholung der Muskeln** und die Reparatur des Gewebes, zwei wichtige Prozesse, die hauptsächlich während des Tiefschlafs stattfinden, werden durch Schlafmangel beeinträchtigt. Sportler oder Personen, die an intensiven körperlichen Aktivitäten beteiligt sind, bemerken einen Leistungsabfall, eine längere Erholungszeit nach der Anstrengung und ein höheres Verletzungsrisiko.

Schlafmangel wird auch mit einer geringeren **Lebenserwartung** in Verbindung gebracht. Epidemiologische Studien haben gezeigt, dass Menschen, die normalerweise weniger als sechs Stunden pro Nacht schlafen, eine höhere Sterblichkeitsrate haben als Menschen, die sieben bis acht Stunden schlafen. Zu den Mechanismen, die dieser Beziehung zugrunde liegen, gehören die kumulativen Auswirkungen von Schlafmangel auf das Herz, den Stoffwechsel und das Immun- und Nervensystem.

Auf **sozialer** Ebene schließlich wirkt sich Schlafentzug auf die Fähigkeit einer Person aus, mit anderen zu interagieren. Müde Menschen neigen weniger zu Empathie, interpretieren die Emotionen anderer eher falsch und haben ein höheres Risiko für zwischenmenschliche Konflikte. Dies kann zu Spannungen in persönlichen und beruflichen Beziehungen führen und die Auswirkungen von Stress und Schlafmangel auf die psychische Gesundheit verschärfen.

- Pathophysiologie von Schlafstörungen: Welches Wissen braucht der Pfleger?

Die Pathophysiologie von Schlafstörungen beruht auf dem Verständnis der biologischen und physiologischen Mechanismen, die den Schlafstörungen zugrunde liegen. Für eine Pflegekraft, die in einer schlafmedizinischen Abteilung arbeitet, ist es von entscheidender Bedeutung, sich fundierte Kenntnisse in diesem Bereich anzueignen, um die Störungen, mit denen die Patienten konfrontiert sind, besser zu verstehen, sie angemessen zu überwachen und zu ihrer Behandlung beizutragen. Das Verständnis der Pathophysiologie von Schlafstörungen ermöglicht es, die Bedürfnisse der Patienten vorausschauend zu erkennen, ihren Komfort zu verbessern und effektiver mit anderen Gesundheitsfachkräften zusammenzuarbeiten.

Schlafstörungen wie Schlafapnoe, Schlaflosigkeit, Narkolepsie und zirkadiane Störungen sind häufig das Ergebnis von Unausgewogenheiten oder Fehlfunktionen in den Systemen, die den Schlaf und das Wachsein regulieren. Diese Systeme werden durch komplexe Wechselwirkungen zwischen dem Gehirn, Hormonen, Neurotransmittern und zirkadianen Rhythmen gesteuert.

Eine der häufigsten Störungen, die **obstruktive Schlafapnoe (OSA)**, hängt mit einer anatomischen und physiologischen Fehlfunktion der oberen Atemwege zusammen. Während des Schlafs erschlafft die Rachenmuskulatur, was zu einer teilweisen oder vollständigen Blockierung der Atemwege führen kann. Diese Obstruktion blockiert den Luftstrom, was zu Apnoen (Atemstillständen) oder Hypopnoen (teilweisen Verringerungen des Luftstroms) führt, und zwingt den Patienten, kurz aufzuwachen, um die Atmung wiederherzustellen. Dadurch entsteht ein sich wiederholender Zyklus von Schlafunterbrechungen, der die Tief- und REM-Schlafphasen fragmentiert. Diese ständigen Unterbrechungen hindern den Patienten daran, einen erholsamen Schlaf zu erreichen, was zu übermäßiger Tagesschläfrigkeit, chronischer Müdigkeit und einem erhöhten Risiko für Herz-Kreislauf-Erkrankungen führt. Die Pflegekraft sollte auf Anzeichen von OSA achten, wie lautes Schnarchen, beobachtete Atempausen oder häufiges Aufwachen, und sicherstellen, dass Geräte wie CPAP richtig eingesetzt werden, um eine regelmäßige Atmung während des Schlafs aufrechtzuerhalten.

Schlaflosigkeit, eine weitere häufige Störung, äußert sich durch Schwierigkeiten beim Ein- oder Durchschlafen und kann mit Störungen der Neurotransmitter in den Schlafregulationssystemen in Verbindung gebracht werden. Serotonin, Melatonin und Acetylcholin sind Schlüssel-Neurotransmitter bei der Schlafregulierung. Ein Ungleichgewicht in der Produktion oder Nutzung dieser Neurotransmitter kann das Einschlafen oder die Schlafkontinuität stören. Schlaflosigkeit kann durch psychologische Faktoren wie Stress, Angst oder Depressionen verschlimmert werden, steht aber auch häufig in Zusammenhang mit chronischen Erkrankungen, Schmerzen oder Atemstörungen. Die Pflegekraft muss in der Lage sein, die Anzeichen von Schlaflosigkeit zu erkennen und dem Patienten bei der Anwendung von Schlafhygienetechniken zu helfen, während sie gleichzeitig die vom Arzt oder Psychologen eingeleiteten therapeutischen Maßnahmen unterstützt.

Narkolepsie ist eine neurologisch bedingte Schlafstörung, die durch übermäßige Tagesschläfrigkeit und plötzliche Schlafanfälle gekennzeichnet ist. Diese Störung hängt mit einem Mangel an **Hypocretin** zusammen, einem Neurotransmitter, der im Hypothalamus produziert wird und den Wachzustand und den REM-Schlaf reguliert. Wenn nicht genügend Hypocretin vorhanden ist, wird der Schlaf-Wach-Zyklus gestört und der Patient kann direkt in den REM-Schlaf übergehen, ohne die langsamen Schlafphasen zu durchlaufen, was das plötzliche Einschlafen am Tag erklärt. Narkolepsie wird häufig von **Kataplexie**, einem plötzlichen Verlust des Muskeltonus, der durch starke Emotionen ausgelöst wird, sowie von hypnagogischen Halluzinationen und Schlaflähmung begleitet. Die Pflegekraft muss in der Lage sein, diese Symptome zu erkennen und den Patienten zu überwachen, um Stürze oder Verletzungen während der Kataplexie-Episoden zu vermeiden, und gleichzeitig die medikamentöse Behandlung zur Regulierung der Wachsamkeit regelmäßig zu überwachen.

Störungen des zirkadianen Rhythmus, wie z. B. das Phasenverzögerungssyndrom, sind das Ergebnis einer Diskrepanz zwischen der inneren biologischen Uhr und der äußeren Umgebung, die häufig auf eine unzureichende Exposition gegenüber natürlichem Licht zurückzuführen ist. Die Funktionsweise der zirkadianen Rhythmen wird vom Nucleus suprachiasmaticus gesteuert, einer Region im Gehirn, die auf Lichtsignale reagiert, um den Schlaf-Wach-Zyklus zu synchronisieren. Wenn diese Signale gestört sind, z. B. bei Nachtarbeitern oder nach einem Transkontinentalflug, wird der natürliche Schlafrhythmus desynchronisiert, was zu Schlaflosigkeit oder übermäßiger Tagesschläfrigkeit führt. Der Pfleger kann den Patienten helfen, ihre innere Uhr neu einzustellen, indem er ihnen Praktiken empfiehlt, wie sich dem Morgenlicht auszusetzen, die Nutzung von Bildschirmen vor dem Schlafengehen zu steuern und regelmäßige Schlafzeiten einzuführen.

Für die Pflegekraft ist es auch entscheidend, die **Pathophysiologie des Restless-Legs-Syndroms (RLS)** zu verstehen, einer Störung, die sich durch unangenehme Empfindungen in den unteren Gliedmaßen äußert, die oft mit einem unwiderstehlichen Drang einhergehen, die Beine zu bewegen, insbesondere nachts. Das Syndrom wird mit einer Fehlfunktion in der Regulierung von Dopamin in Verbindung gebracht, einem Neurotransmitter, der an der Kontrolle von Bewegungen beteiligt ist. RLS führt zu nächtlicher Unruhe, die den Schlaf unterbricht und zu Tagesmüdigkeit und Schläfrigkeit beiträgt. Die Pflegekraft sollte auf die Beschwerden der Patienten über diese Symptome achten und wissen, dass bestimmte Maßnahmen wie Dehnungen, Massagen oder medikamentöse Anpassungen erforderlich sein können, um die Beschwerden zu lindern.

Kapitel 3

Die spezielle Pflege in einem Schlafzentrum

- Prädiagnostische Pflege: Vorbereitung der Patienten auf die Polysomnographie
  - Bedeutung von Erklärungen : Ängste des Patienten abbauen

Im Bereich der Schlafmedizin kann die Bedeutung klarer und angemessener Erklärungen nicht unterschätzt werden. Bei den Patienten kann die Aussicht auf oft langwierige, eingreifende und manchmal unverstandene Untersuchungen wie Polysomnographie oder die Verwendung von Geräten zur kontinuierlichen Überdruckbeatmung (CPAP) Angst und Furcht erzeugen. Als Gesundheitsfachkraft, die in direktem und ständigem Kontakt mit den Patienten steht, spielt die Pflegekraft eine entscheidende Rolle bei der Linderung dieser Ängste. Durch präzise, verständliche und einfühlsame Erklärungen schafft der Pfleger ein beruhigendes Umfeld, in dem sich die Patienten besser an Behandlungen und diagnostische Untersuchungen halten.

Die erste Angstquelle für viele Patienten ist die Unkenntnis darüber, welche Untersuchungen durchgeführt werden sollen und warum sie durchgeführt werden. Die Polysomnografie beispielsweise bedeutet, dass man eine Nacht im Labor verbringt, wobei zahlreiche Sensoren am Körper befestigt sind, um die Gehirnaktivität, die Atmung, die Bewegungen und die Sauerstoffsättigung zu messen. Für einen unerfahrenen Patienten kann diese Untersuchung einschüchternd und unbequem wirken. Die Rolle der Pflegekraft besteht daher darin, Schritt für Schritt zu erklären, wie die Untersuchung ablaufen wird, welchen Zweck die verschiedenen Sensoren erfüllen und vor allem darauf hinzuweisen, dass das Unbehagen minimal und das Verfahren schmerzfrei ist. Eine ausführliche und vorausschauende Erklärung verringert die Angst vor dem Unbekannten und beruhigt den Patienten, dass er die ganze Nacht über ständig überwacht und betreut wird.

In vielen Fällen kann das Wissen um das "Warum" hinter den Untersuchungen die Angst erheblich lindern. Wenn ein Patient versteht, dass es darum geht, die Art seiner Schlafstörungen besser zu verstehen, um ihm eine effektivere Behandlung anbieten zu können, ist er eher bereit, die mit den Untersuchungen verbundenen Belastungen zu akzeptieren. So kann der Pfleger erklären, dass die Polysomnografie mögliche Schlafapnoen, Atemstörungen oder Anomalien des zirkadianen Rhythmus aufdecken wird und dass diese Informationen wesentlich sind, um die Lebensqualität des Patienten langfristig zu verbessern. Mit anderen Worten: Indem die Pflegekraft der Untersuchung einen Sinn verleiht, verwandelt sie eine angstbesetzte Situation in eine verständliche und notwendige Pflegehandlung.

Darüber hinaus ist der empathische Ansatz der Pflegekraft von entscheidender Bedeutung, um eine vertrauensvolle Beziehung zum Patienten aufzubauen. Es geht nicht nur darum, technische Informationen zu geben, sondern diese auf eine Weise zu vermitteln, die den emotionalen Bedürfnissen jedes Einzelnen gerecht wird. Manche Patienten haben vielleicht spezifische Ängste, die auf frühere Erfahrungen mit dem medizinischen Umfeld zurückzuführen sind, oder das Gefühl, im Schlaf die Kontrolle zu verlieren. Die Pflegekraft sollte auf diese Ängste eingehen und ihre Erklärungen entsprechend anpassen, wobei sie darauf achten sollte, dem Patienten zu versichern, dass er immer die Möglichkeit hat, zu kommunizieren oder bei Bedarf Hilfe anzufordern. Die Vorstellung, nachts an Maschinen angeschlossen zu sein, kann beispielsweise einen Verlust der Autonomie oder ein Gefühl der Verletzlichkeit hervorrufen. Die Pflegekraft kann dies abschwächen, indem sie betont, dass die Geräte so unauffällig wie möglich gestaltet sind und dass medizinisches Personal immer anwesend ist, um schnell eingreifen zu können.

Die Pflegekraft muss auch die Bedeutung der therapeutischen Ausbildung berücksichtigen, insbesondere bei langfristigen Behandlungen wie der Anwendung von CPAP bei Patienten mit Schlafapnoe. Das Erlernen der korrekten Anwendung dieses Geräts, das oft lebenslang verschrieben wird, kann Bedenken hinsichtlich des Komforts, der Nebenwirkungen oder auch der Anpassung an dieses Gerät im Alltag des Patienten hervorrufen. Die Erklärungen der Pflegekraft helfen, CPAP zu entmystifizieren, indem sie die Funktionsweise auf einfache

Weise erläutert, über die langfristigen Vorteile beruhigt und zeigt, wie die Maske so eingestellt werden kann, dass sie so bequem wie möglich sitzt. Indem sich die Pflegekraft Zeit nimmt, um die Fragen der Patienten zu beantworten, sie ermutigt, das Gerät unter Aufsicht auszuprobieren, und die Erklärungen an ihre Bedenken anpasst, spielt sie eine Schlüsselrolle bei der Akzeptanz der Behandlung.

Darüber hinaus kann die Pflegekraft den allmählichen Fortschritt der Behandlungen und Untersuchungen betonen und darauf hinweisen, dass die meisten Anpassungen schrittweise erfolgen werden. Bei der Verwendung eines CPAP-Geräts kann es beispielsweise hilfreich sein, zu erklären, dass die Patienten möglicherweise mehrere Nächte brauchen, um sich an das Gerät zu gewöhnen, und dass Anpassungen vorgenommen werden, je nachdem, wie wohl sie sich fühlen. Diese Art der Information ermöglicht es dem Patienten, sich in einen sich entwickelnden Pflegeprozess hineinzuversetzen und nicht in eine starre und unbequeme Situation.

Die Wirksamkeit der Erklärungen der Pflegekraft hängt auch von der Klarheit und Zugänglichkeit der Sprache ab. Es ist wichtig, die Sprache an das Verständnisniveau des Patienten anzupassen, indem man zu technische Begriffe vermeidet oder sie auf einfache Weise erklärt. Ein zugängliches Vokabular, das mit praktischen Demonstrationen oder visuellen Vergleichen einhergeht, kann sehr dazu beitragen, die Angst vor Missverständnissen zu verringern. Wenn die Pflegekraft beispielsweise die Sensoren der Polysomnografie als "kleine Aufzeichnungsgeräte für Schlafinformationen" erklärt, anstatt komplizierte medizinische Fachbegriffe zu verwenden, macht sie die Untersuchung erschwinglicher und weniger einschüchternd.

- ◦ Anbringen der Elektroden und Überprüfung der Überwachungsausrüstung

Das Anbringen der Elektroden und die Überprüfung der Überwachungsgeräte sind entscheidende Schritte bei

Schlafuntersuchungen, insbesondere bei Tests wie der Polysomnographie, der Standarduntersuchung zur Analyse der Schlafqualität und der Schlafzyklen. Dieser oft als technisch und komplex empfundene Vorgang ist in Wirklichkeit ein Schlüsselelement bei der Diagnose von Schlafstörungen. Für die Pflegekraft handelt es sich dabei nicht nur um eine technische Kompetenz, sondern auch um eine Gelegenheit zur Interaktion mit dem Patienten, bei der Komfort und Vertrauen im Mittelpunkt stehen sollten.

Bei der Anbringung der Elektroden muss die Pflegekraft vor allem sicherstellen, dass der Patient über den Ablauf des Verfahrens informiert ist. Dieser Moment ist für die Patienten häufig mit Bedenken verbunden, da sie vielleicht Unbehagen befürchten oder sich Sorgen über die Invasivität der Untersuchung machen. Der Helfer sollte daher zunächst den Zweck jeder Elektrode und der verwendeten Geräte erklären und darauf hinweisen, dass das Verfahren schmerzlos ist und ihren Schlaf nicht wesentlich stören wird, obwohl eine Reihe von Sensoren an verschiedenen Körperteilen angebracht werden.

Elektroden werden hauptsächlich angebracht, um mehrere Arten von Daten gleichzeitig aufzuzeichnen: Gehirnaktivität (Elektroenzephalogramm), Augenbewegungen (Elektrookulogramm), Muskelaktivität (Elektromyogramm) sowie Atmung und Bewegungen der Gliedmaßen. Jede Art von Sensor hat eine ganz bestimmte Funktion und die Installation muss genau durchgeführt werden, um zuverlässige Ergebnisse zu gewährleisten. Die Pflegekraft beginnt damit, die Hautbereiche zu reinigen, an denen die Elektroden angebracht werden sollen, in der Regel die Kopfhaut, die Stirn und andere strategisch wichtige Bereiche. Dieser Vorbereitungsschritt ist entscheidend, da er Interferenzen reduziert und eine gute Haftung der Sensoren gewährleistet, die Voraussetzung für klare und verwertbare Daten ist.

Die Anbringung der Elektroden für das Elektroenzephalogramm (EEG), das die Gehirnaktivität aufzeichnet, ist besonders heikel.

Die Positionierung der Elektroden erfolgt nach einem bestimmten Muster, das oft als 10-20-System bezeichnet wird und einem Prozentsatz des Abstands zwischen anatomischen Markierungspunkten auf dem Schädel entspricht. Diese Positionierung ist entscheidend, um die den verschiedenen Schlafphasen entsprechenden Gehirnsignale zu erfassen, insbesondere die für den Tiefschlaf charakteristischen langsamen Wellen und die schnelle Aktivität des REM-Schlafs. Die Pflegekraft muss daher beim Anbringen dieser Elektroden sorgfältig vorgehen und darauf achten, dass die Verbindungen gut hergestellt sind, um eine reibungslose Datenübertragung an den Monitor zu gewährleisten.

Die Elektroden des Elektromyogramms (EMG) hingegen werden in der Regel an den Kinnmuskeln und manchmal auch an den Beinen angebracht, um Muskelbewegungen zu erfassen. Mithilfe des EMG kann die Muskelaktivität während der verschiedenen Schlafphasen verfolgt werden, insbesondere die vollständige Muskelentspannung während des REM-Schlafs. Diese Information ist entscheidend für die Erkennung von Anomalien wie Parasomnien oder periodischen Bewegungen der Gliedmaßen. Die Pflegekraft muss sicherstellen, dass diese Elektroden sicher befestigt sind, ohne den Patienten zu behindern, da jede Verschiebung die Ergebnisse beeinträchtigen könnte.

Beim Elektrookulogramm (EOG), das die Augenbewegungen aufzeichnet, müssen Elektroden um die Augen gelegt werden. Diese Bewegungen sind besonders nützlich, um den REM-Schlaf zu erkennen, der durch schnelle Augenbewegungen (REM) gekennzeichnet ist. Auch hier muss die Pflegekraft auf eine präzise Anbringung achten und gleichzeitig die Beschwerden für den Patienten so gering wie möglich halten.

Zusätzlich zu den Elektroden werden weitere Sensoren angebracht, um die Atmung und die Sauerstoffsättigung zu messen. Ein Atemflusssensor wird oft unter der Nase angebracht, um den nasalen Luftstrom zu messen, und ein Brustgurt wird verwendet, um die Bewegungen des Brustkorbs und des

Abdomens während der Atmung zu bewerten. Diese Geräte sind entscheidend für die Erkennung von Atemstörungen wie Schlafapnoe. Die Pflegekraft muss bei ihrer Anbringung darauf achten, dass sie die normale Atmung des Patienten nicht stören, aber dennoch genaue Daten liefern. Dasselbe gilt für das Oximeter, das in der Regel an einem Finger angebracht ist und kontinuierlich die Sauerstoffsättigung im Blut misst - ein Schlüsselindikator für die Erkennung von Hypoxie-Episoden während nächtlicher Apnoen.

Nachdem die Elektroden und Sensoren angebracht wurden, besteht der nächste Schritt darin, **die ordnungsgemäße Funktion der Überwachungsgeräte zu überprüfen.** Die Pflegekraft muss sicherstellen, dass alle Signale erfasst und reibungslos an den Monitor weitergeleitet werden. Das bedeutet, dass jeder Messkanal - EEG, EMG, EOG, Atmung und Oximetrie - auf Interferenzen oder Signalverluste überprüft werden muss. Anpassungen können erforderlich sein, wenn einige Elektroden nicht richtig angeschlossen sind oder wenn die Daten unerwünschte Artefakte anzeigen, die häufig durch schlechten Hautkontakt oder übermäßige Bewegungen des Patienten verursacht werden.

Es ist auch wichtig, sicherzustellen, dass der Patient sich wohlfühlt und die Sensoren keine übermäßigen Beschwerden verursachen, denn ein unbequemer Patient hat größere Schwierigkeiten einzuschlafen, was die Qualität der Untersuchung beeinträchtigen kann. Die Pflegekraft sollte daher während der gesamten Installation regelmäßig überprüfen, ob der Patient sich wohlfühlt, und die Sensoren gegebenenfalls anpassen, um übermäßigen Druck oder Unbehagen zu vermeiden.

Sobald alles an Ort und Stelle ist, informiert die Pflegekraft den Patienten darüber, dass die Aufzeichnung beginnen wird, und beruhigt ihn, dass er die ganze Nacht über überwacht wird und jederzeit Beschwerden melden kann. Es ist auch wichtig zu erklären, dass die Kabel und Elektroden ihre Bewegungen während der Nacht nicht behindern werden und dass sie sich bis zu einem gewissen Grad bewegen können, ohne die Untersuchung zu beeinträchtigen.

- Pflege während der Diagnose :
    ◦ Überwachung der Vitalparameter während der Polysomnographie

Die Überwachung der Vitalparameter während einer Polysomnografie ist ein zentraler Schritt dieser Untersuchung, bei der die verschiedenen physiologischen Funktionen des Körpers während des Schlafs in Echtzeit gemessen und analysiert werden. Als Schlüsselverfahren bei der Diagnose von Schlafstörungen erfordert die Polysomnografie eine kontinuierliche und sorgfältige Überwachung mehrerer Parameter, um genaue und zuverlässige Ergebnisse zu gewährleisten. Die Pflegekraft spielt bei dieser Überwachung eine entscheidende Rolle und arbeitet eng mit den Technikern und anderen Mitgliedern des medizinischen Teams zusammen, um einen reibungslosen Ablauf der Untersuchung zu gewährleisten und schnell auf eventuell auftretende Anomalien reagieren zu können.

Während der Polysomnografie steht die Überwachung der **Atmungsparameter** im Vordergrund. Eines der Hauptziele dieser Untersuchung ist die Erkennung von Atmungsstörungen wie der obstruktiven Schlafapnoe, einer häufigen Erkrankung, bei der es während des Schlafs zu vorübergehenden Atemstillständen kommt. Zur Überwachung dieses Parameters werden mehrere Geräte verwendet, darunter Luftstromsensoren unter der Nase des Patienten, die den nasalen Luftstrom messen. Außerdem werden Brust- und Bauchgurte angebracht, die die Atembewegungen aufzeichnen. Mit diesen Geräten können die Atemanstrengungen des Patienten verfolgt und Apnoen (Atemstillstände) oder Hypopnoen (verringerter Atemfluss) erkannt werden, die den Schlaf fragmentieren können. Die Pflegekraft sollte die Signale dieser Sensoren in Echtzeit überwachen und auf einen verminderten oder fehlenden Luftstrom oder Brustbewegungen achten, die Anzeichen einer möglichen Atemnot sind.

Die **Sauerstoffsättigung (SpO2)** ist ein weiterer entscheidender Vitalparameter, der während der Polysomnografie überwacht werden muss. Dieser Parameter wird mithilfe eines Pulsoximeters gemessen, das in der Regel an einem Finger angebracht ist, und ermöglicht eine kontinuierliche Überwachung der Sauerstoffkonzentration im Blut. Episoden der obstruktiven Schlafapnoe führen häufig zu einem Abfall der Sauerstoffsättigung, der als Entsättigung bezeichnet wird. Diese Entsättigungen können, wenn sie häufig und über einen längeren Zeitraum auftreten, schwerwiegende Folgen für die Gesundheit haben, insbesondere für das Herz und das Gefäßsystem. Der Pflegehelfer muss daher die Schwankungen der Sauerstoffsättigung während der gesamten Nacht überwachen und in der Lage sein, Anzeichen einer Hypoxie zu erkennen. Werden erhebliche Entsättigungen beobachtet, muss er bereit sein, einzugreifen oder sofort das übrige medizinische Team zu alarmieren.

Neben der Atmung ist die **Herzaktivität** ein weiterer grundlegender Parameter, der während der Polysomnografie überwacht wird. Mithilfe eines Elektrokardiogramms (EKG) wird der Herzrhythmus des Patienten kontinuierlich aufgezeichnet. Diese Überwachung ist entscheidend, da Schlafstörungen, insbesondere die obstruktive Apnoe, häufig mit Herzunregelmäßigkeiten wie Arrhythmien, Bradykardien (Verlangsamung des Herzschlags) oder Tachykardien (Beschleunigung des Herzschlags) einhergehen. Diese Unregelmäßigkeiten können bei Apnoe-Episoden auftreten, weil der Körper sich bemüht, die Atmung wieder in Gang zu bringen und die Sauerstoffzufuhr zu erhöhen. Der Helfer sollte bei der Überwachung der EKG-Signale auf Veränderungen des Herzrhythmus achten und gemäß den festgelegten Notfallprotokollen reagieren, wenn eine signifikante Anomalie festgestellt wird.

Ein weiterer entscheidender Aspekt der Überwachung während der Polysomnografie ist die **Gehirnaktivität**, die mit einem Elektroenzephalogramm (EEG) gemessen wird. Obwohl die genaue Analyse dieser Daten später von einem Facharzt durchgeführt wird, muss die Pflegekraft darauf achten, dass die von den Elektroden aufgenommenen Signale klar und kontinuierlich sind. Mithilfe des EEG können die verschiedenen Schlafstadien (leichter langsamer Schlaf, tiefer langsamer Schlaf und REM-Schlaf) unterschieden werden, die jeweils spezifische Merkmale im Gehirn aufweisen. Es muss unbedingt sichergestellt werden, dass die von den Elektroden aufgenommenen Signale nicht durch Artefakte oder Interferenzen gestört werden, da dies die Interpretation der Ergebnisse beeinträchtigen könnte.

Auch die **Körperbewegungen** werden überwacht, insbesondere über das Elektromyogramm (EMG), das die Muskelaktivität erfasst. Diese Aufzeichnung ist besonders nützlich, um Bewegungen der Beine oder Arme während der Nacht zu erkennen, z. B. beim Restless-Legs-Syndrom oder bei periodischen Bewegungen der Gliedmaßen. Die Pflegekraft sollte sicherstellen, dass die Muskelaktivität kontinuierlich überwacht wird, und auf Bewegungsepisoden achten, die auf eine Bewegungsstörung im Schlaf hinweisen könnten.

Schließlich ist auch die **Überwachung von Umgebungsparametern** wie der Umgebungstemperatur oder dem Geräuschpegel von entscheidender Bedeutung, um die Validität der Ergebnisse zu gewährleisten. Die Bequemlichkeit des Patienten ist von größter Bedeutung, da jede äußere Störung, sei es Hitze, Kälte oder Lärm, die Untersuchungsergebnisse beeinflussen und die Schlafdaten verfälschen kann. Die Pflegekraft sollte daher regelmäßig die Umgebung, in der die Polysomnografie durchgeführt wird, überprüfen und dafür sorgen, dass der Patient unter optimalen Schlafbedingungen liegt.

Die Überwachung der Vitalparameter während der Polysomnographie ist also ein dynamischer Prozess, der eine ständige Wachsamkeit der Pflegekraft erfordert. Jede beobachtete

Veränderung, sei es bei der Atmung, der Sauerstoffversorgung, der Herzaktivität oder den Körperbewegungen, liefert Hinweise auf die Schlafqualität des Patienten und auf das mögliche Vorliegen von zugrunde liegenden Störungen. Indem die Pflegekraft eine strenge Überwachung durchführt und bei Bedarf eingreift, trägt sie nicht nur zum Bestehen der Prüfung, sondern auch zur Sicherheit und zum Wohlbefinden des Patienten während der gesamten Nacht bei.

○ Behandlung von Zwischenfällen während der Untersuchung (Beispiel: Verschieben der Elektroden)

Die Behandlung von Zwischenfällen während einer Polysomnografie-Untersuchung ist eine entscheidende Aufgabe, die Wachsamkeit, Reaktionsfähigkeit und Fachwissen erfordert. Einer der häufigsten Zwischenfälle bei dieser Untersuchung ist die Verschiebung der Elektroden, die die Qualität der gesammelten Daten beeinträchtigen und die Interpretation der Ergebnisse gefährden kann. Für die Pflegekraft ist es von entscheidender Bedeutung, solche Situationen vorauszusehen und effektiv zu bewältigen und gleichzeitig für den Komfort und die Sicherheit des Patienten zu sorgen, um sicherzustellen, dass die Untersuchung unter den bestmöglichen Bedingungen abläuft.

An bestimmten Stellen werden Elektroden angebracht, die Vitalparameter wie Gehirn-, Muskel-, Herz- oder Atmungsaktivität aufzeichnen. Diese Sensoren müssen die ganze Nacht über befestigt bleiben, was nicht immer einfach ist, da sich der Patient im Schlaf bewegen kann. Einer der häufigsten Vorfälle ist das **Abheben oder Verschieben der Elektroden** während der Bewegungen des Patienten. Diese Verschiebung kann zu Unterbrechungen in der Signalübertragung führen, wodurch "Artefakte" auf den Daten entstehen, d. h. Störungen, die die Aufzeichnungen verfälschen und die Analyse erschweren oder sogar unmöglich machen.

Wenn die Pflegekraft eine Elektrodenverschiebung beobachtet, die in der Regel durch eine Anomalie in den von den Monitoren erfassten Daten angezeigt wird, muss sie schnell und diskret eingreifen, um den Kontakt wiederherzustellen. Einer der ersten Schritte besteht darin, **die Verbindungen** vom Monitor aus zu **überprüfen**. Wenn ein abnormales Signal festgestellt wird, muss genau lokalisiert werden, welche Elektrode oder welcher Sensor bewegt oder abgetrennt wurde. Dieser Schritt kann manchmal aus der Ferne erfolgen, indem man die Kanäle des Monitors überprüft und feststellt, ob das Problem von einem EEG-, EMG- oder Atemsignal herrührt.

Sobald der Vorfall lokalisiert ist, muss der Pfleger bei dem Patienten eingreifen. Der Schlüssel hierbei ist, sanft und diskret vorzugehen, um **den Schlaf** des Patienten **nicht zu wecken oder unnötig zu stören**. In vielen Fällen kann die Intervention mit präzisen Handgriffen erfolgen, indem die Elektroden auf der Haut des Patienten neu justiert werden, ohne dass der Patient vollständig geweckt werden muss. Wenn sich beispielsweise eine Elektrode des Elektroenzephalogramms (EEG) auf der Kopfhaut verschoben hat, kann der Pfleger die Elektrode einfach neu positionieren oder etwas leitfähige Paste hinzufügen, um wieder eine stabile Verbindung herzustellen.

In einigen Fällen kann es jedoch vorkommen, dass der Patient während dieser Manipulation aufwacht. Hier besteht die Rolle des Helfers auch darin, den Patienten zu **beruhigen**, indem er ihm ruhig und prägnant erklärt, dass es notwendig ist, das Material neu einzustellen, um die Qualität der Untersuchung zu gewährleisten. Es ist wichtig, einen beruhigenden und einfühlsamen Ansatz beizubehalten, da Stress oder Unbehagen die Fähigkeit des Patienten, schnell wieder einzuschlafen, beeinträchtigen könnten.

Neben der Verschiebung der Elektroden kann es während der Untersuchung auch zu anderen Zwischenfällen kommen, z. B. wenn sich die Atemsensoren oder das Pulsoximeter verstellen. Beispielsweise kann sich das **Pulsoximeter**, das häufig an einem

Finger angebracht ist, aufgrund der Handbewegungen des Patienten lösen. In diesem Fall sollte die Pflegekraft auf ähnliche Weise eingreifen, indem sie zunächst die Integrität der Signale überprüft und dann den Sensor wieder so anbringt, dass die Beschwerden möglichst gering sind. Das Pulsoximeter ist für die Überwachung der Sauerstoffsättigung des Patienten von entscheidender Bedeutung, und jede Unterbrechung der Datenübertragung kann die Erkennung möglicher nächtlicher Entsättigungen, wie sie bei Schlafapnoe beobachtet werden, erschweren.

Manchmal können sich auch die **Brust- oder Bauchgurte**, die die Atembewegungen messen, während der Untersuchung lockern oder verrutschen. Diese Sensoren sind wichtig, um die Atemanstrengung zu beurteilen und Episoden einer obstruktiven Apnoe zu erkennen. Wenn sich ein Gurt verschiebt, muss die Pflegekraft ihn vorsichtig neu einstellen, damit er richtig am Oberkörper oder am Bauch sitzt, und dabei sicherstellen, dass der Patient keine Beschwerden oder übermäßigen Druck verspürt, die seinen Schlaf stören könnten.

Es ist auch wichtig zu beachten, dass es in einigen Fällen zu **Störungen der Hardware** durch das Schwitzen des Patienten kommen kann, insbesondere in warmen Umgebungen. Schweiß kann die Leitfähigkeit von Elektroden beeinträchtigen, insbesondere von Elektroden, die für EEG oder EMG verwendet werden. Wenn dies geschieht, muss die Pflegekraft die Haut des Patienten möglicherweise vorsichtig abtrocknen und eine neue leitfähige Paste auftragen, um sicherzustellen, dass die Elektroden fest sitzen.

Der Umgang mit Zwischenfällen beschränkt sich nicht nur auf den technischen Aspekt, sondern umfasst auch das **Zuhören des Patienten**. Manchmal kann der Patient Beschwerden im Zusammenhang mit den Elektroden oder Sensoren empfinden, insbesondere wenn diese Druck auf empfindliche Körperstellen ausüben. Die Pflegekraft sollte auf alle vom Patienten geäußerten Beschwerden oder Unannehmlichkeiten achten und schnell reagieren, um das Material gegebenenfalls neu einzustellen. Ziel ist es, ein Gleichgewicht zwischen der Effektivität der Untersuchung und dem Wohlbefinden des Patienten herzustellen, denn ein gestresster oder unbequemer Patient hat es schwerer, in einem stabilen Schlaf zu bleiben, was die Ergebnisse verfälschen könnte.

○ Interpretation der Ergebnisse: Rolle des Pflegehelfers in der ersten Datenanalyse

Die Interpretation der Ergebnisse einer Polysomnografie liegt hauptsächlich in den Händen der Schlafmediziner, die die während der Nacht aufgezeichneten Daten gründlich analysieren. Allerdings spielt die Pflegekraft eine entscheidende Rolle bei der ersten Datenanalyse, eine Rolle, die zwar oft weniger sichtbar ist, die aber für die Sicherung der Qualität der Ergebnisse und die Orientierung der weiteren Arbeit der Ärzte entscheidend ist. Als erster Beobachter der Vitalparameter und der nächtlichen Ereignisse liefert der Pflegehelfer wertvolle Informationen, indem er die Daten vorsortiert und während der Untersuchung aufgetretene Anomalien oder Zwischenfälle meldet. Dadurch können die Spezialisten bei ihrer gründlichen Analyse angeleitet und die Qualität der Diagnose verbessert werden.

Eine der ersten Aufgaben der Pflegekraft während und nach einer Polysomnografie besteht darin, die verschiedenen aufgezeichneten **physiologischen Signale** in Echtzeit zu überwachen. Die von den Elektroden und Sensoren erfassten Daten sind umfangreich und vielfältig: Sie umfassen die Gehirnaktivität (EEG), die Muskelaktivität (EMG), die Atmung, die Sauerstoffsättigung (SpO2), die Augenbewegungen (EOG) und das Elektrokardiogramm (EKG). Jeder Messkanal erzeugt einen ständigen Informationsfluss, und die Pflegekraft wird darin geschult, schnell Anomalien zu erkennen, die auf Schlafstörungen hinweisen könnten, wie z. B. Atempausen, plötzliche Änderungen der Herzfrequenz oder Episoden von Mikroaufwachphasen, die der Patient nicht wahrnehmen kann.

Obwohl der Pflegehelfer keine gründliche medizinische Analyse durchführt, ist er an einer **ersten Auswertung der Daten** beteiligt. In Echtzeit beobachtet er die Signale auf den Überwachungsmonitoren und erkennt signifikante Ereignisse wie Apnoen, Entsättigungen oder Körperbewegungen, die auf eine Schlafstörung hindeuten könnten. Seine Aufgabe ist es, diese Ereignisse zu protokollieren und in einem vorläufigen Bericht zu melden, um die spätere Analyse durch den Arzt zu erleichtern. Wenn beispielsweise eine Serie von obstruktiven Apnoen festgestellt wird, kann die Pflegekraft die genaue Uhrzeit und Dauer jeder Episode notieren und es dem Arzt so ermöglichen, seine Aufmerksamkeit auf die kritischen Momente der Untersuchung zu richten.

Der Pflegehelfer ist auch dafür zuständig, **die Qualität der gesammelten Daten** zu **überprüfen**. Während der Untersuchung muss er sicherstellen, dass die von den Sensoren übertragenen Signale klar und störungsfrei sind. Dazu ist es erforderlich, die Qualität der Elektroenzephalogramm (EEG)-Kurven und anderer Messungen zu überwachen und Artefakte - Signalfehler, die durch Bewegungen des Patienten oder technische Probleme mit den Sensoren verursacht werden können - schnell zu erkennen. Wenn diese Artefakte nicht korrigiert werden, können sie die Interpretation der Ergebnisse beeinträchtigen. Indem die Pflegekraft die Signale ständig verfolgt, stellt sie sicher, dass die gesammelten Daten zuverlässig und für die medizinische Analyse verwertbar sind. Wenn ein technisches Problem auftritt, z. B. eine Verschiebung der Elektroden oder ein Signalverlust, muss er schnell eingreifen, um es zu beheben, und gleichzeitig das Ereignis notieren, damit der Arzt es bei der Interpretation der Ergebnisse berücksichtigen kann.

Wenn die Schlafnacht vorbei ist, führt der Pfleger häufig zusammen mit den Schlaftechnikern eine **erste Durchsicht der Daten** durch. Er geht die wichtigsten aufgezeichneten Parameter durch und überprüft, ob jede Schlafphase erfasst wurde und ob die Daten den Erwartungen entsprechen. Diese erste Analyse ermöglicht es, die korrekte Durchführung der Untersuchung zu bestätigen und schnell zu erkennen, ob es auffällige Ereignisse gab, wie wiederholte Apnoen, eine ungewöhnlich niedrige Sauerstoffsättigung oder Perioden mit häufigem Mikroaufwachen. Wenn solche Anomalien beobachtet werden, werden sie sofort an den Arzt zur weiteren Analyse weitergeleitet.

Der **Pfleger** spielt auch eine wesentliche Rolle bei der **Übermittlung qualitativer Informationen** an den Arzt, Informationen, die nicht immer aus den Rohdaten ersichtlich sind. Er kann z. B. Beobachtungen über das Verhalten des Patienten während der Nacht festhalten, wie häufige Bewegungen, Schlafwandeln oder Anzeichen von Unbehagen. Diese Beobachtungen sind zwar nicht Teil der von den Sensoren aufgezeichneten Daten, liefern aber einen wichtigen Kontext für den Arzt bei der Analyse. Sie beleuchten Ereignisse, die ohne diese Notizen falsch interpretiert oder verschwiegen werden könnten. Wenn sich ein Patient beispielsweise aufgrund von Albträumen oder Angstzuständen nachts viel bewegt hat, könnte dies einige Mikrowachphasen oder Störungen des REM-Schlafs erklären, und diese Details sind für eine genaue Diagnose wertvoll.

Ein weiterer Aspekt der Rolle des Pflegehelfers in der ersten Datenanalyse betrifft die Behandlung von Patienten mit **kontinuierlicher positiver Druckbeatmung (CPAP)**, die hauptsächlich bei Patienten mit obstruktiver Schlafapnoe eingesetzt wird. Bei der Anwendung von CPAP während der Polysomnographie überwacht der Pflegehelfer die unmittelbaren Auswirkungen dieser Therapie. Er beobachtet, wie sich die Atmungsparameter unter CPAP verändern, und prüft, ob der Luftdruck ausreicht, um Apnoen und Hypopnoen zu beseitigen. Wenn der Pfleger bemerkt, dass CPAP nicht wirksam zu sein scheint, sollte er die Einstellungen anpassen oder den Arzt umgehend informieren, um die Behandlung zu optimieren. Diese Echtzeitüberwachung stellt sicher, dass das Gerät richtig funktioniert und dass die gesammelten Daten widerspiegeln, ob diese Therapie wirksam ist oder nicht.

- Postdiagnostische Pflege :
  - ○ Nachbesprechung mit dem Patienten: Beruhigen und informieren

Die Nachbesprechung mit dem Patienten nach einer Polysomnografie-Untersuchung ist ein wesentlicher Schritt, um eine umfassende und beruhigende Behandlung zu gewährleisten. Nach einer Nacht, die oft von den Sensoren, Geräten und manchmal auch von den festgestellten Schlafstörungen geprägt war, kann sich der Patient ängstlich oder unsicher fühlen, was die Ergebnisse und was sie für seine Gesundheit bedeuten. Dies ist der Moment, in dem die Pflegekraft eingreift und eine Schlüsselrolle spielt, indem sie den Patienten beruhigt, informiert und auf seinem weiteren Behandlungsweg anleitet.

Die **Nachbesprechung** beginnt in der Regel mit einer **Phase der Begrüßung und Rückversicherung**. Nach einer Untersuchungsnacht kann sich der Patient verletzlich oder besorgt fühlen, insbesondere wenn er Schwierigkeiten beim Schlafen hatte oder sich während der Nacht bestimmter Symptome wie Apnoen oder häufiges Aufwachen bewusst geworden ist. Die Pflegekraft sollte dann einen wohlwollenden und einfühlsamen Ansatz wählen und sich die Zeit nehmen, den Patienten zu fragen, wie er die Untersuchung erlebt hat. Es ist wichtig zu zeigen, dass seine Empfindungen berücksichtigt werden, ob es sich nun um Beschwerden durch die Sensoren, Einschlafschwierigkeiten oder Sorgen über seine Symptome handelt.

In diesem Stadium kann die **Pflegekraft** dem Patienten auch erklären, dass **die bei der Untersuchung beobachteten Schlafschwankungen** in diesem Zusammenhang **normal sind**. Viele Patienten machen sich Sorgen, dass sie wegen des Materials oder der ungewohnten Umgebung nicht "wie gewohnt" geschlafen haben, was ganz natürlich ist. Die Pflegekraft kann sie dann beruhigen, indem sie ihnen erklärt, dass der Schlaf bei der Untersuchung zwar etwas anders sein kann, die Ergebnisse aber dennoch zuverlässig sind und den Ärzten die Möglichkeit geben, relevante Informationen für die Diagnose zu sammeln.

Anschließend sollte die Pflegekraft **den Patienten** darüber aufklären, was als nächstes passiert, indem sie erklärt, dass die erhobenen Daten vom Schlafmediziner eingehend analysiert werden. Diese Informationsphase ist wichtig, da sie dem Patienten verdeutlicht, dass er nicht sofort Zugang zu endgültigen Ergebnissen haben wird. Die Pflegekraft sollte erklären, dass die Analyse der Gehirn-, Atem- und Herzsignale und anderer Parameter eine gewisse Zeit benötigt, um genau interpretiert zu werden. Dies hilft, die Erwartungen des Patienten zu steuern und Frustration oder Verwirrung zu vermeiden.

Je nach den Verfahren der Einrichtung kann der Pfleger auch einen **allgemeinen Überblick über die Ergebnisse** geben, wobei er sich jedoch im Rahmen seiner Kompetenzen bewegt. Beispielsweise kann er erklären, dass Atempausen beobachtet wurden oder dass der Arzt bestimmte Aspekte der Daten überprüfen muss, ohne dabei jedoch auf komplexe medizinische Details einzugehen. Ziel ist es, dem Patienten einen ersten Eindruck zu vermitteln, wobei darauf geachtet werden muss, dass die endgültige medizinische Interpretation nicht vorweggenommen wird. Es ist auch entscheidend, daran zu erinnern, dass nur der Arzt in der Lage sein wird, eine genaue Diagnose zu stellen und auf der Grundlage der Ergebnisse einen Behandlungsplan zu erstellen.

Die Nachbesprechung ist auch eine Gelegenheit, **auf Fragen und Bedenken einzugehen**, die der Patient nach der Untersuchung haben könnte. Einige Patienten fühlen sich vielleicht verunsichert, weil sie an ernsthaften Erkrankungen wie Schlafapnoe leiden, oder sind besorgt, weil sie Geräte wie die kontinuierliche Überdruckbeatmung (CPAP) anwenden müssen. Die Pflegekraft sollte sich die Zeit nehmen, diese Bedenken anzuhören und einfühlsam darauf zu reagieren, indem sie mögliche Behandlungsoptionen erklärt, ohne die Situation zu dramatisieren. Es ist wichtig, daran zu erinnern, dass es bei Feststellung einer Schlafstörung wirksame Behandlungsmöglichkeiten gibt und dass der Arzt mit dem Patienten zusammenarbeiten wird, um die beste Vorgehensweise zu finden.

Wenn spezielle Behandlungen in Betracht gezogen werden, wie die Anwendung von CPAP bei Schlafapnoe, kann die Pflegekraft auch damit beginnen, **den Patienten auf diese Möglichkeit vorzubereiten.** Dazu gehört eine kurze Erklärung, worum es sich bei dieser Art der Behandlung handelt, wie sie funktioniert und wie sie die Schlafqualität und die allgemeine Gesundheit des Patienten verbessern kann. Auch wenn die endgültige Entscheidung und die Einzelheiten vom Arzt festgelegt werden, kann diese Einführung den Patienten mit den Konzepten vertraut machen, die mit medizinischen Geräten verbundenen Ängste abbauen und das Vertrauen in den Pflegeprozess stärken.

Die Rolle der Pflegekraft bei der Nachbesprechung beschränkt sich nicht nur auf die Bereitstellung technischer Informationen; sie soll auch **das Vertrauensverhältnis** zwischen dem Patienten und dem Behandlungsteam **stärken.** Indem die Pflegekraft eine beruhigende Haltung einnimmt und dafür sorgt, dass der Patient das Gefühl hat, dass ihm zugehört wird, trägt sie dazu bei, den Stress nach der Untersuchung zu verringern, und hilft gleichzeitig, eine Umgebung zu schaffen, in der sich der Patient sicher und unterstützt fühlt. Dies ist besonders wichtig für Patienten, die möglicherweise für weitere Untersuchungen oder den Beginn einer langfristigen Behandlung wiederkommen müssen.

Schließlich sollte die Pflegekraft **den Patienten über die weiteren Schritte anleiten.** Dazu können praktische Informationen gehören, z. B. wann der Patient den Arzt treffen kann, um die Ergebnisse zu besprechen, welche Unterlagen er mitbringen muss oder was die nächsten Schritte der Nachsorge sind. Durch diese Vorwegnahme kann der Patient das Krankenhaus oder das Schlafzentrum mit dem Gefühl verlassen, informiert und betreut zu sein, was Unsicherheiten reduziert und seine Kooperation bei der Betreuung stärkt.

○ Hygiene und Pflege der Ausrüstung (Beatmung mit kontinuierlichem positivem Druck, CPAP-Maske)

Hygiene und Pflege der Geräte zur kontinuierlichen Überdruckbeatmung (CPAP) sind entscheidende Aspekte, um die Wirksamkeit der Behandlung und die Sicherheit von Patienten mit Schlafstörungen, insbesondere obstruktiver Schlafapnoe, zu gewährleisten. Eine gute Hygiene verlängert nicht nur die Lebensdauer der Geräte, sondern verhindert auch Atemwegskomplikationen, Infektionen und Unbehagen. Die Pflegekraft spielt eine zentrale Rolle bei der diesbezüglichen Aufklärung des Patienten, indem sie ihm erklärt, wie er die Geräte zu Hause richtig pflegt, und gleichzeitig dafür sorgt, dass die Hygieneprotokolle in der Pflegeeinrichtung eingehalten werden.

CPAP ist ein Gerät, das einen kontinuierlichen Luftstrom unter Druck liefert, um die Atemwege während des Schlafs offen zu halten. Eine der Schlüsselkomponenten dieses Geräts ist die **Maske**, die je nach den Bedürfnissen des Patienten nasal, oral oder nasal-mündlich sein kann. Die Maske kommt direkt mit der Haut und den Schleimhäuten in Berührung, was sie zu einem besonders hygienesensiblen Element macht. Die regelmäßige Reinigung der Maske ist unerlässlich, um zu verhindern, dass sich Staub, Sekrete oder Bakterien ansammeln, die zu Hautreizungen oder Infektionen der Atemwege führen können.

Die Pflegekraft sollte dem Patienten erklären, dass die **CPAP-Maske** täglich gereinigt werden muss. Dazu sollte lauwarmes Wasser und eine milde, nicht reizende Seife ohne aggressive Duft- oder Zusatzstoffe verwendet werden. Die Maske sollte auseinandergenommen werden, damit alle Teile der Maske, einschließlich der Polster und Kopfbänder, gründlich gereinigt werden können. Es ist wichtig, die Maske gründlich mit klarem Wasser abzuspülen, um alle Seifenrückstände zu entfernen, die bei Hautkontakt Reizungen oder allergische Reaktionen hervorrufen könnten. Nach der Reinigung sollte die Maske an der Luft vollständig trocknen, bevor sie wiederverwendet wird. Es ist entscheidend, den Patienten daran zu erinnern, dass eine feuchte oder schlecht getrocknete Maske das Wachstum von Bakterien und Schimmelpilzen fördern kann.

Neben der Maske muss auch der **CPAP-Schlauch**, der die Druckluft vom Gerät zur Maske transportiert, regelmäßig gepflegt werden. Der Schlauch sollte mindestens einmal pro Woche mit lauwarmem Wasser und milder Seife gespült und gereinigt werden. Die Pflegekraft sollte darauf bestehen, dass das Innere des Schlauchs gut getrocknet wird, da die Restfeuchtigkeit ein Nährboden für Bakterien oder Schimmelpilze werden kann, was zu Atemwegsinfektionen führen kann. Der Schlauch sollte zum Trocknen an der Luft an einem sauberen und trockenen Ort aufgehängt werden.

Der **Wassertank** des Geräts-CPAP, der zur Befeuchtung der in die Atemwege geleiteten Luft verwendet wird, ist ein weiteres Element, das besonderer Aufmerksamkeit bedarf. Stehendes Wasser in diesem Behälter kann schnell zu einem Nährboden für Mikroorganismen werden, insbesondere wenn es nicht regelmäßig gewechselt wird. Die Pflegekraft sollte dem Patienten erklären, dass das Wasser im Tank täglich geleert und ausgetauscht werden muss. Idealerweise sollte es sich bei dem verwendeten Wasser um destilliertes Wasser handeln, da es keine Mineralien enthält, die sich im Reservoir ansammeln und Kalkablagerungen bilden könnten. Der Tank sollte außerdem einmal pro Woche mit lauwarmem Wasser und einer milden Seife gereinigt, dann gründlich ausgespült und an der Luft trocknen gelassen werden, bevor er wieder befüllt wird.

Die Pflegekraft sollte den Patienten auch darüber informieren, wie wichtig es ist, **den Luftfilter** des CPAP-Geräts **regelmäßig** zu **überprüfen**. Dieser Filter, der verhindert, dass Staubpartikel oder Allergene in das Gerät eindringen, sollte gemäß den Empfehlungen des Herstellers gereinigt oder ausgetauscht werden, normalerweise alle zwei Wochen oder Monate, je nach Filtertyp. Ein verstopfter Filter kann die Wirksamkeit des Geräts verringern, den Widerstand gegen den Luftstrom erhöhen und schädliche Partikel in die Atemwege des Patienten einbringen.

Neben den Aspekten der Reinigung und Pflege muss der Patient unbedingt daran erinnert werden, auf die **richtige Handhabung des Materials zu** achten. Beispielsweise sollte der Schlauch nicht geknickt oder heftig daran gezogen werden, da dies zu Rissen oder Luftlecks führen kann. Ebenso muss die Maske vorsichtig gehandhabt werden, damit die Polster, die für die Abdichtung um Nase oder Mund sorgen, nicht beschädigt werden. Die Pflegekraft sollte dem Patienten auch raten, auf Abnutzungserscheinungen wie Luftlecks oder Schmerzen aufgrund einer schlecht sitzenden Maske zu achten und Probleme zu melden, damit das Material bei Bedarf angepasst oder ausgetauscht werden kann.

Die Rolle der Pflegekraft besteht nicht nur darin, Pflegetipps zu geben, sondern auch darin, dem Patienten **die** Reinigungs- und Pflegemaßnahmen **zu demonstrieren**. Zu diesem Zweck kann die Pflegekraft bei der ersten Anwendung der CPAP-Methode eine praktische Sitzung abhalten, in der gezeigt wird, wie die einzelnen Komponenten korrekt auseinandergenommen, gereinigt und wieder zusammengesetzt werden. So kann sich der Patient mit dem Gerät vertraut machen und von Anfang an eine Pflegeroutine erlernen. Eine gute Demonstration ist oft effektiver als ein Vortrag, da sie sicherstellt, dass der Patient sich bei der Verwendung und Wartung seines Geräts wohl und kompetent fühlt.

Schließlich sollte die Pflegekraft darauf hinweisen, dass **die regelmäßige Pflege der CPAP-Ausrüstung in direktem Zusammenhang mit der Wirksamkeit der Behandlung steht**. Eine schlecht gewartete Ausrüstung kann nicht nur zu Infektionen oder Irritationen führen, sondern auch die Wirksamkeit der Schlafapnoe-Behandlung verringern. Beispielsweise wird eine undichte Maske oder ein verstopfter Schlauch nicht den Luftdruck liefern, der erforderlich ist, um die Atemwege offen zu halten, was die Schlafqualität des Patienten und den therapeutischen Nutzen der CPAP-Therapie beeinträchtigt. Indem die Pflegekraft den Patienten für diese Herausforderungen sensibilisiert, fördert sie die Therapietreue und trägt dazu bei, die allgemeine Gesundheit des Patienten langfristig zu verbessern.

Kapitel 4

Schlafbezogene Atmungsstörungen

- Obstruktive Schlafapnoe (OSA): Mechanismen und Behandlungen

Die obstruktive Schlafapnoe (OSA) ist eine häufige, aber oft unterdiagnostizierte Atemstörung, die durch wiederholte Unterbrechungen der Atmung während des Schlafs gekennzeichnet ist. Diese Unterbrechungen, **Apnoen** genannt, treten auf, wenn sich die Rachenmuskulatur übermäßig entspannt, was zu einer teilweisen oder vollständigen Blockade der oberen Atemwege führt. Jede Apnoe-Episode dauert in der Regel 10 bis 30 Sekunden, manchmal auch länger, und wiederholt sich mehrmals pro Stunde. Das Phänomen stört den Schlaf, fragmentiert die Tiefschlafzyklen und führt zu häufigem, oft unbewusstem Aufwachen. Die OSA hat sowohl kurz- als auch langfristig erhebliche Auswirkungen auf die allgemeine Gesundheit, kann aber bei richtiger Diagnose wirksam behandelt werden.

Mechanismen der obstruktiven Schlafapnoe

Der zentrale Mechanismus der obstruktiven Schlafapnoe beruht auf der **Erschlaffung der Rachenmuskulatur** während des Schlafs, insbesondere im Bereich des Pharynx. Bei Menschen mit OSA reicht diese Erschlaffung aus, um das Weichgewebe, das die oberen Atemwege umgibt, teilweise oder vollständig zusammenbrechen zu lassen, wodurch der Luftstrom blockiert wird. Diese Blockade führt zu einem **verminderten Luftstrom** oder zu einem vollständigen Atemstillstand, wodurch die Lungenventilation unterbrochen wird und die Sauerstoffversorgung des Blutes sinkt (Hypoxämie).

Wenn der Sauerstoffgehalt sinkt, sendet das Gehirn Alarmsignale, um die Atmung wieder in Gang zu bringen. Dies äußert sich in einem **Mikroweckruf** oder einem vollständigen Aufwachen, das oft von einem Schnauben oder einem plötzlichen Einatmen begleitet wird. Der Patient, der sich dieser Weckreaktionen oft nicht bewusst ist, fällt schnell wieder in den Schlaf, aber die häufige Wiederholung dieser Ereignisse stört die Kontinuität und

Tiefe der Schlafzyklen, insbesondere des Tief- und REM-Schlafs, die für eine optimale Erholung entscheidend sind.

Eines der charakteristischen Anzeichen von OSA ist das **Schnarchen**, das durch den Durchgang von Luft durch die teilweise blockierten Atemwege verursacht wird. Allerdings ist nicht jedes Schnarchen gleichbedeutend mit Apnoe, und nicht alle Patienten mit OSA schnarchen. Zu den weiteren Tagessymptomen gehören **übermäßige Schläfrigkeit, chronische Müdigkeit**, Konzentrationsschwierigkeiten und Kopfschmerzen beim Aufwachen aufgrund der schlechten Schlafqualität und wiederholter Episoden von Sauerstoffentsättigung. Langfristig erhöht OSA das Risiko, an schweren Krankheiten wie Bluthochdruck, Herz-Kreislauf-Erkrankungen, Typ-2-Diabetes und Schlaganfall zu erkranken.

Risikofaktoren

OSA ist eine multifaktorielle Störung, die von mehreren Risikofaktoren beeinflusst wird. **Fettleibigkeit** ist einer der Hauptfaktoren für Schlafapnoe, da die Ansammlung von Fettgewebe um den Hals und die Atemwege herum zusätzlichen Druck auf die Rachenmuskeln ausübt. Ein **dicker Halsumfang** ist oft ein Indikator für ein erhöhtes Risiko. Weitere Faktoren sind anatomische Anomalien wie **vergrößerte Mandeln**, ein **voluminöses Zäpfchen** oder ein **zurückversetztes Kinn** (Retrognathie), die die Atemwege auf natürliche Weise verengen.

Das **Alter** ist ebenfalls ein Risikofaktor, da das Gewebe im Rachenraum mit zunehmendem Alter tendenziell stärker erschlafft. Auch das Geschlecht spielt eine Rolle: Männer entwickeln eher eine OSA, obwohl die Inzidenz bei Frauen nach der Menopause steigt. Schließlich können Gewohnheiten wie **Rauchen, übermäßiger Alkoholkonsum** oder der Gebrauch von Beruhigungsmitteln die Symptome verschlimmern, indem sie die Muskeln im Rachenraum noch mehr entspannen.

Behandlungen der obstruktiven Schlafapnoe

Die Behandlung der OSA hängt von der Schwere der Symptome und dem Ausmaß der Apnoen ab. Es gibt verschiedene Behandlungsmöglichkeiten, die von Änderungen des Lebensstils bis hin zu spezifischeren medizinischen Eingriffen reichen. Das Ziel der Behandlung besteht darin, die Atemwege während des Schlafs offen zu halten, um Apnoen zu verhindern und einen qualitativ hochwertigen Schlaf wiederherzustellen.

Die Standardbehandlung für mittelschwere bis schwere Formen der OSA ist die **kontinuierliche positive Druckbeatmung (CPAP)**. Dieses Gerät liefert einen unter Druck stehenden Luftstrom durch eine Maske, die während des Schlafs über der Nase oder dem Mund getragen wird. Der Luftdruck verhindert, dass die Atemwege kollabieren, und sorgt so für einen konstanten Luftdurchgang während der gesamten Nacht. CPAP ist sehr wirksam bei der Reduzierung von Apnoen, der Verbesserung der Schlafqualität und der Verringerung von Tagessymptomen wie Schläfrigkeit und Müdigkeit. Ihr Erfolg hängt jedoch von einer guten Therapietreue ab, was eine regelmäßige Anwendung und eine gute Anpassung an die Maske voraussetzt. Bei einigen Patienten kann die Anpassung an CPAP aufgrund der Beschwerden oder des Lärms des Geräts schwierig sein, aber mit Nachsorge und individuellen Anpassungen können diese Hindernisse überwunden werden.

Bei leichten bis mittelschweren Formen von OSA können andere Behandlungsmöglichkeiten in Betracht gezogen werden, z. B. **Unterkiefervorschuborthesen (UMO)**. Diese zahnärztlichen Vorrichtungen, die während des Schlafs getragen werden, verlagern den Unterkiefer nach vorne und helfen so, die Atemwege offen zu halten. OAMs sind besonders nützlich für Patienten mit leichter Apnoe oder für Patienten, die CPAP nicht vertragen.

Änderungen des Lebensstils spielen ebenfalls eine Schlüsselrolle bei der Behandlung der OSA, insbesondere bei übergewichtigen oder fettleibigen Patienten. Eine **Gewichtsabnahme** kann die Atemwegsobstruktion deutlich reduzieren und die Schlafqualität verbessern. Der Verzicht auf **Tabak** und **Alkohol**, vor allem vor dem Schlafengehen, wird ebenfalls empfohlen, um die Verschlechterung der Apnoen zu verringern.

In manchen Fällen, insbesondere wenn die OSA mit erheblichen anatomischen Anomalien verbunden ist, können **chirurgische Eingriffe** in Betracht gezogen werden. Diese Eingriffe zielen darauf ab, die Atemwege zu erweitern, indem das blockierende Gewebe reduziert wird. Zu den chirurgischen Optionen gehören die **Uvulopalatopharyngoplastik (UPPP)**, bei der überschüssiges Weichgewebe in Gaumen und Rachen entfernt wird, oder Verfahren zur Neupositionierung des Kiefers oder zur Entfernung der Mandeln.

Schließlich können für Patienten mit einem **Widerstandssyndrom der oberen Atemwege** oder **Lagerungsstörungen** praktische Ratschläge hilfreich sein, z. B. auf der Seite statt auf dem Rücken zu schlafen, da diese Position das Risiko einer Atemwegsobstruktion verringert.

* Die Rolle der Pflegekraft bei der Betreuung von CPAP-Patienten
  * Aufklärung der Patienten über die Verwendung der Geräte

Die Schulung der Patienten im Umgang mit medizinischen Geräten, insbesondere mit Geräten wie der kontinuierlichen Überdruckbeatmung (CPAP) oder den Mandibular Advancement Orthesen (MAVO), ist ein wesentlicher Bestandteil der Behandlung von Schlafstörungen. Ein gutes Verständnis und die korrekte Anwendung dieser Hilfsmittel sind entscheidend, um die Wirksamkeit der Behandlung zu gewährleisten, die Lebensqualität der Patienten zu verbessern und Komplikationen aufgrund einer schlechten Compliance zu verhindern. Die Pflegekraft spielt bei dieser Aufklärung eine grundlegende Rolle, indem sie die Patienten Schritt für Schritt begleitet, die Funktionsweise der Geräte erklärt und dafür sorgt, dass sich jeder Einzelne bei der Nutzung der Geräte wohlfühlt und Vertrauen hat.

Der erste Schritt der **Patientenaufklärung** besteht darin, dem Patienten **in einfachen Worten die Funktion des Geräts**, sei es CPAP oder OAM, zu **erklären** und seine Bedeutung bei der Behandlung von Schlafstörungen wie obstruktiver Schlafapnoe hervorzuheben. Die Pflegekraft sollte sicherstellen, dass der Patient versteht, dass diese Geräte darauf abzielen, die Atemwege während des Schlafs offen zu halten, und dass sie für die Verbesserung der Schlafqualität und damit der allgemeinen Gesundheit des Patienten von entscheidender Bedeutung sind. Indem er die grundlegenden Mechanismen der Geräte erklärt - wie CPAP einen kontinuierlichen Luftstrom liefert, um eine Blockierung der Atemwege zu verhindern, oder wie OAM den Kiefer neu positioniert, um den Luftweg freizugeben - hilft der Pfleger, die Geräte zu entmystifizieren und die Angst zu verringern, die häufig mit ihrer Verwendung verbunden ist.

Die **Auswahl der Ausrüstung** ist ebenfalls ein wichtiger Aspekt der Ausbildung. Für CPAP gibt es beispielsweise verschiedene Arten von Masken: nasal, oral oder nasal-mündlich, die an die spezifischen Bedürfnisse des Patienten angepasst werden müssen. Die Pflegekraft hilft dem Patienten in Zusammenarbeit mit dem medizinischen Fachpersonal, die für ihn am besten geeignete Maske auszuwählen, die seiner Morphologie und seinen persönlichen Vorlieben entspricht. Ein guter Sitz ist entscheidend, damit die Maske dicht sitzt und keine Luft entweicht, die die Wirksamkeit der Behandlung beeinträchtigen und zu Unbehagen führen könnte. Zu diesem Zweck zeigt die Pflegekraft, wie die Bänder der Maske so eingestellt werden, dass sie fest sitzt, ohne dabei übermäßigen Druck auf das Gesicht auszuüben, was zu Schmerzen oder Hautreizungen führen könnte.

Anschließend sollte die **Pflegekraft die Schritte für den täglichen Gebrauch** der Geräte **demonstrieren**. Bei CPAP ist es beispielsweise entscheidend, dass der Patient lernt, die Maske richtig -an und abzulegen, das Gerät ein- und auszuschalten und die Einstellungen des Luftdrucks zu überprüfen. Die Pflegekraft leitet den Patienten bei dieser Handhabung an, indem sie jeden Schritt mit ihm durchführt, ihm die richtigen Vorgehensweisen zeigt und ihm hilft, sich an das Gefühl des Tragens der Maske zu gewöhnen. Dieser Vertrautmachungsprozess ist von entscheidender Bedeutung, da er dem Patienten hilft, sich mit der Ausrüstung wohler zu fühlen, insbesondere in den ersten Nächten der Anwendung, in denen es zu Anpassungsschwierigkeiten kommen könnte.

Sobald die grundlegende Anwendung beherrscht wird, ist es ebenso wichtig, den Patienten in **der regelmäßigen Pflege des Geräts** zu schulen, wobei der Schwerpunkt auf Hygiene und Wartung liegt, um sowohl die Haltbarkeit des Geräts als auch die Sicherheit der Behandlung zu gewährleisten. Die Pflegekraft erklärt, wie die verschiedenen Teile des Geräts, insbesondere die Maske, der Schlauch und der Wassertank für CPAP, gereinigt werden müssen, damit sich kein Staub, keine Bakterien oder Schimmelpilze ansammeln, die zu Atemwegsinfektionen führen könnten. Der Patient lernt, wie er die Geräte schnell und einfach auseinander- und wieder zusammenbauen kann, und die Pflegekraft zeigt, welche Produkte und Methoden für die einzelnen Teile am besten geeignet sind (milde Seife, destilliertes Wasser für den Wassertank usw.).

Neben den technischen Aspekten muss die Pflegekraft **den Patienten auch auf mögliche Anpassungsschwierigkeiten vorbereiten**, die er insbesondere bei der CPAP-Methode haben könnte. Viele Patienten fühlen sich anfangs unwohl, sei es wegen der Geräusche des Geräts, des Gefühls von Luftdruck oder der Tatsache, dass sie mit einer Maske schlafen müssen. Die Pflegekraft spielt hier eine entscheidende Rolle, indem sie den Patienten beruhigt und ihm erklärt, dass dieses Unbehagen anfangs normal ist, aber nach einigen Tagen oder Wochen regelmäßiger Anwendung in der Regel wieder verschwindet. Er kann auch praktische Ratschläge geben, wie z. B. den Versuch, die Maske vor dem Schlafengehen für kurze Zeit zu tragen, um sich allmählich daran zu gewöhnen, oder die Luftfeuchtigkeit anzupassen, wenn die Luft zu trocken oder zu feucht ist.

Neben der Bewältigung der praktischen Aspekte ermutigt der Pflegende den Patienten, **Fragen zu stellen und seine Bedenken zu äußern**. Es ist wichtig, dass der Patient sich wohl fühlt, seine Ängste oder Zweifel in Bezug auf die Verwendung des Materials zu äußern. Indem die Pflegekraft klar antwortet und ihre Erklärungen an die Bedürfnisse und das Verständnisvermögen des jeweiligen Patienten anpasst, trägt sie dazu bei, das Vertrauen in die Behandlung zu stärken und die langfristige Adhärenz zu verbessern. Diese Beziehungsdimension ist von entscheidender Bedeutung, da ein Patient, der sich angehört und unterstützt fühlt, eher bereit ist, seine Behandlung konsequent durchzuführen.

Die Aufklärung beschränkt sich nicht auf die ersten Tage der Nutzung; sie umfasst auch eine **regelmäßige Nachsorge**, um sicherzustellen, dass der Patient die Geräte weiterhin gut nutzt und pflegt. Die Pflegekraft kann Nachsorgebesuche oder -anrufe vereinbaren, um zu überprüfen, wie der Patient zurechtkommt, ob es technische Probleme gibt oder ob er neue Tipps für eine bessere Anpassung benötigt. Diese Nachsorge hilft, die Motivation des Patienten aufrechtzuerhalten, die Ausrüstung bei Bedarf anzupassen und einem Therapieabbruch vorzubeugen, der bei ungelösten Schwierigkeiten häufig vorkommt.

Schließlich sollte der Pfleger betonen, dass **die Therapietreue ein Schlüsselfaktor für den Erfolg ist**. Indem er die Folgen einer falschen oder unregelmäßigen Verwendung des Geräts erläutert, wie z. B. die Rückkehr der Schlafapnoe-Symptome oder die Verschlimmerung kardiovaskulärer Komplikationen, bringt er den Patienten dazu, seine Behandlung ernst zu nehmen. Gleichzeitig ist es wichtig, daran zu erinnern, dass die regelmäßige Nutzung des Geräts die Lebensqualität verändern kann, indem sie die Tagesmüdigkeit verringert, die Konzentrationsfähigkeit verbessert und das Risiko schwerer, mit Schlafapnoe verbundener Krankheiten verringert.

     ◦   Überwachung und Anpassungen der Behandlung zu Hause

Die Überwachung und Anpassung der Behandlung zu Hause ist ein Schlüsselelement bei der Behandlung von Patienten mit Schlafstörungen, insbesondere bei Patienten, die Geräte wie eine kontinuierliche Überdruckbeatmung (CPAP) oder Mandibular Advancement Orthesen (MAVO) verwenden. Sobald der Patient mit den Geräten ausgestattet und in deren Gebrauch geschult ist, hängt die Wirksamkeit der Behandlung von einer regelmäßigen Überwachung und von Anpassungen an die individuellen Bedürfnisse ab. Die Pflegekraft spielt bei dieser Überwachung eine entscheidende Rolle, indem sie den Patienten kontinuierlich unterstützt, um sicherzustellen, dass die Behandlung optimal bleibt und Komplikationen oder Schwierigkeiten bei der Adhärenz schnell behoben werden.

Der **erste Aspekt der Überwachung** besteht darin, sicherzustellen, dass der Patient sein Gerät zu Hause richtig und regelmäßig verwendet. Bei CPAP ist es entscheidend, dass der Patient jede Nacht mit dem Gerät schläft, da selbst eine vorübergehende Unterbrechung der Behandlung dazu führen kann, dass die Symptome der Schlafapnoe wie übermäßige Tagesschläfrigkeit, Schnarchen und häufiges nächtliches Aufwachen wieder auftreten. Die Pflegekraft kann dabei helfen, eine Routine einzuführen, indem sie den Patienten ermutigt, die Verwendung des Geräts in seinen Alltag zu integrieren, und indem sie regelmäßig überprüft, ob der Patient das Gerät regelmäßig benutzt.

Moderne CPAP-Geräte sind häufig mit Fernüberwachungssystemen ausgestattet, die es ermöglichen, den Gebrauch des Geräts aus der Ferne zu verfolgen, indem sie Daten wie die Anzahl der Benutzungsstunden pro Nacht, den abgegebenen Luftdruck und die Leckagerate der Maske aufzeichnen. Die Pflegekraft kann über sichere Plattformen auf diese Daten zugreifen und beurteilen, ob die Behandlung gut befolgt wird und wirksam ist. Wenn die Daten beispielsweise zeigen, dass das Gerät unregelmäßig verwendet wird, oder wenn große Luftleckagen festgestellt werden, kann dies auf ein Problem mit dem Maskensitz oder auf ein vom Patienten empfundenes Unbehagen hindeuten. Die Pflegekraft kann dann eingreifen, um den Patienten zu kontaktieren, die Ursachen für diese Unregelmäßigkeiten zu ermitteln und Lösungen zur Verbesserung der Nutzung des Geräts vorzuschlagen.

Ein weiterer entscheidender Aspekt der Überwachung ist die **Beurteilung der Wirksamkeit der Behandlung**. Selbst wenn das Gerät richtig angewendet wird, können Anpassungen erforderlich sein, um sicherzustellen, dass es optimal funktioniert. Im Falle von CPAP ist es manchmal notwendig, den abgegebenen Luftdruck an die sich ändernden Bedürfnisse des Patienten anzupassen. Wenn der Patient beispielsweise an Gewicht verloren oder seine Schlafgewohnheiten geändert hat, ist der ursprünglich verordnete Druck möglicherweise nicht mehr angemessen. Wenn der Patient außerdem trotz regelmäßiger Verwendung des Geräts weiterhin Müdigkeit oder Apnoesymptome verspürt, kann dies ein Anzeichen dafür sein, dass der Druck nicht ausreicht, um die Atemwege vollständig offen zu halten. Die Pflegekraft kann dann in Zusammenarbeit mit dem medizinischen Team Kontrolltests veranlassen oder die Einstellungen des Geräts anpassen, um seine Wirksamkeit zu verbessern.

Die Überwachung des **Wohlbefindens des Patienten** ist ebenfalls von größter Bedeutung. Viele Patienten haben Schwierigkeiten, sich an ihre Behandlung anzupassen, vor allem in den ersten Monaten. Das Tragen einer Maske-CPAP kann beispielsweise zu Hautreizungen, Schmerzen in der Nase oder lästigem Luftaustritt führen. Einige Patienten können auch das Gefühl von Luftdruck als unangenehm empfinden oder unter Nasen- oder Mundtrockenheit leiden. Die Pflegekraft sollte bei der Nachsorge zu Hause oder am Telefon ein offenes Ohr für die Beschwerden des Patienten haben und ihm geeignete Anpassungen vorschlagen,

z. B. die Verwendung eines in das Gerät integrierten Luftbefeuchters, um die Trockenheit zu verringern, oder den Austausch der Maske durch ein bequemeres Modell.

In einigen Fällen können auch **Anpassungen der Körperhaltung und des Verhaltens** erforderlich sein, um die Behandlung zu optimieren. Beispielsweise kann Patienten mit lageabhängiger obstruktiver Schlafapnoe geraten werden, auf der Seite statt auf dem Rücken zu schlafen, um das Risiko einer Atemwegsobstruktion zu verringern. Die Pflegekraft kann einfache Techniken zur Förderung dieser Schlafposition vorschlagen, wie die Verwendung spezieller Kissen oder Anti-Schnarch-Geräte. Außerdem ist es wichtig, den Patienten daran zu erinnern, bestimmte Gewohnheiten zu vermeiden, die die Apnoe verschlimmern, wie z. B. der Konsum von Alkohol oder Beruhigungsmitteln vor dem Schlafengehen.

Die Beobachtung der **Nebenwirkungen der Behandlung** ist ebenfalls ein wichtiger Aspekt der häuslichen Überwachung. Obwohl CPAP beispielsweise im Allgemeinen gut vertragen wird, können bei einigen Patienten Nebenwirkungen wie Luftblähungen (Aerophagie) oder Nebenhöhlenentzündungen auftreten. Die Pflegekraft sollte auf diese Symptome achten und den Patienten ggf. an einen Arzt verweisen, um die Behandlung anzupassen oder zusätzliche Lösungen zu verschreiben. Bei Patienten, die Unterkiefervorschuborthesen verwenden, können Schmerzen im Kiefer oder in den Zähnen auftreten, und die Pflegekraft sollte sicherstellen, dass diese Beschwerden schnell behandelt werden, um einen Abbruch der Behandlung zu vermeiden.

Schließlich sollte die Pflegekraft darauf achten, eine **regelmäßige Kommunikation mit dem Patienten** aufrechtzuerhalten, nicht nur, um die Verwendung des Geräts und seine Wirksamkeit zu überprüfen, sondern auch, um Fragen zu beantworten, den **Patienten** zu beruhigen und ihn zu motivieren, seine Behandlung fortzusetzen. Viele Patienten, die mit den Einschränkungen des Geräts konfrontiert sind, könnten versucht sein, ihre Behandlung zu reduzieren oder abzubrechen, wenn sie keine unmittelbare

Verbesserung wahrnehmen oder auf Schwierigkeiten stoßen. Die Pflegekraft hilft dem Patienten, engagiert zu bleiben und die Bedeutung der Kontinuität der Pflege zu verstehen, indem sie ständige Unterstützung anbietet und erklärt, dass die Vorteile der Behandlung oft erst langfristig zu beobachten sind.

Bei einigen Patienten können **Nachsorgebesuche zu Hause** vereinbart werden, insbesondere bei Patienten, die Schwierigkeiten haben, ihre Geräte richtig zu benutzen. Bei diesen Besuchen kann der Pfleger den Zustand der Geräte überprüfen, sich vergewissern, dass der Patient die Hygiene- und Pflegeanweisungen befolgt, und bei Bedarf Anpassungen vornehmen. Diese Besuche bieten auch die Gelegenheit, das Vertrauensverhältnis zwischen dem Patienten und dem Pflegeteam zu stärken, indem Fragen beantwortet und die Behandlung entsprechend den Rückmeldungen des Patienten angepasst wird.

- Nächtliche Atemnotfälle: Wie reagiere ich als Pflegekraft? Nächtliche Atemnotfälle sind kritische Situationen, die bei Patienten mit Schlafstörungen auftreten können, insbesondere bei Patienten mit obstruktiver Schlafapnoe (OSA) oder chronischen Atemwegserkrankungen wie chronisch-obstruktiver Lungenerkrankung (COPD). Diese Ereignisse sind zwar selten, erfordern jedoch ein schnelles und angemessenes Eingreifen des Pflegehelfers, dessen Rolle bei der Gewährleistung der Sicherheit des Patienten während der Nacht von entscheidender Bedeutung ist. Angesichts solcher Notfälle muss der Pflegehelfer nicht nur ruhig und kompetent reagieren, sondern auch in der Lage sein, die Warnzeichen einer Atemnot schnell zu erkennen, den Patienten zu stabilisieren und bei Bedarf medizinisches Fachpersonal zu alarmieren.

Die **Anzeichen für einen nächtlichen Atemnotfall** können je nach der zugrunde liegenden Ursache unterschiedlich sein, aber einige Symptome sollten den Pfleger sofort alarmieren. Eines der ersten Anzeichen ist eine **akute Dyspnoe** oder plötzliche Atemnot. Dies kann sich durch eine schnelle und flache Atmung, eine sichtbare Anstrengung beim Atmen oder ein Erstickungsgefühl äußern, von dem der Patient berichtet, wenn er wach ist. Dieses Symptom wird häufig von einer **abnormalen Verlangsamung oder Beschleunigung der Atemfrequenz** begleitet. Wenn die Atmung sehr langsam (Bradypnoe) oder übermäßig schnell (Tachypnoe) wird, kann dies auf eine Verschlechterung der Atemfunktion hindeuten.

Zyanose, d. h. eine bläuliche Färbung der Lippen, des Gesichts oder der Extremitäten, ist ein weiteres Anzeichen für eine schwere Atemnot, die auf eine mangelnde Sauerstoffversorgung des Blutes hinweist. Bei einer Zyanose ist es entscheidend, schnell zu handeln, um eine gute Sauerstoffversorgung wiederherzustellen. Ebenso kann eine **Abnahme der** mit einem Pulsoximeter gemessenen **Sauerstoffsättigung** (SpO2) darauf hindeuten, dass der Patient nicht ausreichend mit Sauerstoff versorgt wird, was ein Schlüsselindikator für einen Atemnotfall ist.

Wenn ein nächtlicher Atemnotfall vermutet wird, besteht die **unmittelbare Reaktion** der Pflegekraft darin, die Situation schnell einzuschätzen und den Patienten zu stabilisieren, während sie bei Bedarf Hilfe herbeiruft. Der erste Schritt besteht darin, **den Patienten zu beruhigen,** da Angst die Atemnot verschlimmern kann. Wenn der Patient wach ist, sollte der Helfer ihn bitten, ruhig zu bleiben, sich hinzusetzen oder leicht aufzurichten, um die Atmung zu erleichtern. Eine sitzende oder halbsitzende Position kann helfen, die Atemwege zu befreien und die Atemanstrengung zu lindern.

Wenn der Patient bereits eine **kontinuierliche** Überdruckbeatmung **(CPAP)** erhält, muss die Pflegekraft sofort überprüfen, ob das Gerät richtig funktioniert. Dazu kann es gehören, die Maske neu anzupassen, wenn sie verrutscht ist, oder sicherzustellen, dass keine Luftlecks vorhanden sind, die die Wirksamkeit der Behandlung beeinträchtigen könnten. Bei technischen Problemen mit dem CPAP-Gerät sollte die Pflegekraft versuchen, die Funktion des Geräts wiederherzustellen oder als letzte Möglichkeit eine Sauerstoffmaske zu verwenden, wenn der Patient eine solche hat, bis medizinische Hilfe eintrifft.

In bestimmten Situationen ist ein **Anruf beim Rettungsdienst** unumgänglich. Wenn der Patient ernsthafte Anzeichen von Atemnot zeigt, wie z. B. eine starke Entsättigung (SpO2 unter 90 %), anhaltende Zyanose, Bewusstseinsverlust oder Bewusstseinsstörungen, muss der Helfer sofort den Notruf absetzen. Während dieser Zeit ist es von entscheidender Bedeutung, die Vitalparameter weiter zu überwachen, den Patienten in einer für die Atmung günstigen Position zu halten und ihm weiterhin Sauerstoff zu verabreichen, sofern dieser verfügbar ist. Der Helfer sollte die Rettungskräfte auch über die Vordiagnose des Patienten, wie OSA oder eine andere Atemwegserkrankung, und über laufende Behandlungen informieren, damit die Einsatzkräfte bei ihrem Eintreffen angemessen handeln können.

Parallel dazu muss die Pflegekraft auch **die Ereignisse dokumentieren** und die Informationen an die medizinischen Teams weiterleiten. Es ist wichtig, den genauen Zeitpunkt des Auftretens der Symptome, die Maßnahmen, die zur Stabilisierung des Patienten ergriffen wurden, und die Reaktionen des Patienten auf diese Maßnahmen zu dokumentieren. Diese Dokumentation wird für die medizinische Nachsorge und die entsprechende Anpassung der Behandlung wertvoll sein.

Neben der unmittelbaren Krisenbewältigung ist es von entscheidender Bedeutung, **nächtlichen Atemnotfällen** bereits im Vorfeld **vorzubeugen**, indem Risikopatienten sorgfältig überwacht werden. Dazu gehört die regelmäßige Überprüfung der Funktionsfähigkeit von Atemgeräten wie CPAP und die Unterrichtung der Patienten über die frühen Anzeichen von Atemnot. Der Pfleger sollte die Patienten ermutigen, selbst geringfügige Atembeschwerden oder Veränderungen ihrer Symptome rasch zu melden. Sie sollten auch darauf achten, dass der Patient seine Behandlung befolgt, sein Atemgerät regelmäßig und korrekt verwendet und die Luftdruckeinstellungen an seine aktuellen Bedürfnisse angepasst sind.

Bei Patienten mit chronischen Atemwegserkrankungen wie COPD oder Asthma kann die Pflegekraft auch eine Rolle spielen, indem sie **Ratschläge zur gesunden Lebensweise** gibt, wie z. B. das Rauchen aufzugeben, die Umwelt so zu gestalten, dass die Belastung durch Allergene oder Schadstoffe begrenzt wird, und Atemübungen durchzuführen, um die Lungenkapazität zu stärken.

Schließlich ist es von entscheidender Bedeutung, dass die **Pflegekraft** regelmäßig geschult und mit den **Notfallprotokollen** und der verfügbaren Ausrüstung vertraut gemacht wird. Schulungen in Notfallmaßnahmen, kardiorespiratorischer Reanimation (HLW) und der Anwendung von Sauerstofftherapie sind unerlässlich, um eine effektive und schnelle Reaktion auf Atemnot zu ermöglichen. Diese Fähigkeiten ermöglichen nicht nur die Bewältigung von Notfällen, sondern auch die Beruhigung des Patienten und seiner Angehörigen, indem sie ihnen eine sichere Pflegeumgebung bieten.

Kapitel 5

Neurologische Schlafstörungen

- Narkolepsie: Symptome, Diagnose und Behandlung

Narkolepsie ist eine chronische neurologische Störung, die die Fähigkeit des Gehirns beeinträchtigt, den Schlaf-Wach-Zyklus zu regulieren. Sie ist gekennzeichnet durch übermäßige Tagesschläfrigkeit und plötzliche, unkontrollierbare Schlafepisoden, die zu jeder Tageszeit und oft in unpassenden Situationen auftreten können. Diese Störung ist zwar selten, beeinträchtigt aber die Lebensqualität der Betroffenen tiefgreifend, da sie ihre Fähigkeit, während des Tages wach und aufmerksam zu bleiben, beeinträchtigt. Die Narkolepsie wird immer noch häufig unterdiagnostiziert, da ihre Symptome mit anderen Schlafstörungen oder psychiatrischen Erkrankungen verwechselt werden können.

Symptome der Narkolepsie

Das zentrale Symptom der Narkolepsie ist die **übermäßige Tagesschläfrigkeit**. Im Gegensatz zur Müdigkeit, die man nach einem schlechten Schlaf empfinden kann, ist die narkoleptische Schläfrigkeit chronisch und intensiv. Patienten mit Narkolepsie können mitten in einem Gespräch, einer Besprechung oder einer körperlichen Aktivität plötzlich einschlafen. Dieses plötzliche Einschlafen, das als **Schlafattacke** bezeichnet wird, ist oft sehr kurz, aber erholsam, und die Patienten können mit einem vorübergehenden Gefühl der Ruhe aufwachen. Die Schläfrigkeit kehrt jedoch schnell zurück und zwingt die Person, ständig darum zu kämpfen, wach und konzentriert zu bleiben.

Ein weiteres spezifisches Symptom der Narkolepsie ist die **Kataplexie**, ein plötzlicher und kurzer Verlust des Muskeltonus, der durch eine intensive Emotion wie Lachen, Überraschung oder Wut ausgelöst wird. Während eines Kataplexie-Anfalls werden die Muskeln plötzlich schwach, was dazu führen kann, dass der Patient stürzt, nicht mehr sprechen oder sich nicht mehr bewegen kann, obwohl er bei Bewusstsein bleibt. Kataplexieanfälle können in ihrer Intensität variieren und von wenigen Sekunden Muskelschwäche bis hin zu längeren, schwereren Episoden reichen.

Narkolepsiepatienten können auch an Schlaflähmung leiden, einer vorübergehenden Unfähigkeit, sich beim Einschlafen oder Aufwachen zu bewegen oder zu sprechen. Diese Lähmung, die für die Patienten erschreckend sein kann, tritt auf, wenn der Körper in einem für den Schlaf-REM typischen Zustand der Muskellähmung verharrt, während der Geist bereits wach ist. Sie wird häufig von **hypnagogischen** oder hypnopompischen **Halluzinationen** (beim Einschlafen oder Aufwachen) begleitet. Dabei handelt es sich um sehr lebhafte und manchmal beängstigende sensomotorische Erfahrungen, die den Eindruck von Anwesenheit oder Bewegung erwecken, obwohl es keine tatsächlichen äußeren Reize gibt.

Aufgrund dieser störenden Symptome beeinträchtigt die Narkolepsie nicht nur den Nachtschlaf, der fragmentiert und von schlechter Qualität ist, sondern sie gefährdet auch die Aktivitäten des täglichen Lebens. Die Patienten können sich durch das unvorhersehbare Auftreten von Schlafattacken oder Kataplexieanfällen beschämt oder verletzlich fühlen. Dies kann auch erhebliche psychologische Auswirkungen haben, indem es Angstzustände oder Depressionen aufgrund der Schwierigkeit, ein normales Leben zu führen, erzeugt.

Diagnose von Narkolepsie

Die Diagnose der Narkolepsie wird oft verzögert, da die Symptome auf andere Schlafstörungen oder psychiatrische Erkrankungen wie Depressionen zurückgeführt werden können. Eine genaue Diagnose beruht jedoch auf mehreren klinischen Schritten und spezialisierten Untersuchungen. Die Diagnose beginnt mit einer **umfassenden Anamnese** (Krankengeschichte), bei der der Arzt die Symptome des Patienten erkundet, insbesondere übermäßige Tagesschläfrigkeit, Episoden von Kataplexie und mögliche Schlaflähmungen oder Halluzinationen. Spezielle Fragebögen, wie die Epworth-Schläfrigkeitsskala, können verwendet werden, um den Schweregrad der Tagesschläfrigkeit zu beurteilen.

Sobald der Verdacht auf Narkolepsie besteht, werden Schlafuntersuchungen durchgeführt, um die Diagnose zu bestätigen. In der Regel wird zunächst eine nächtliche **Polysomnografie** durchgeführt, um die Qualität des Nachtschlafs zu beurteilen und andere Schlafstörungen wie Schlafapnoe auszuschließen, die die Tagesschläfrigkeit erklären könnten. Bei diesem Test werden die Gehirnaktivität, die Augenbewegungen, die Atmung und der Muskeltonus während des Schlafs gemessen.

Nach der Polysomnografie führt der Patient einen **multiplen Einschlaflatenztest (MSLT)** durch, der die Schlüsseluntersuchung zur Diagnose der Narkolepsie ist. Dieser Test misst die Fähigkeit des Patienten, während mehrerer kurzer, über den Tag verteilter Nickerchen einzuschlafen. Narkolepsiepatienten haben in der Regel eine ungewöhnlich kurze Einschlaflatenz (Zeit bis zum Einschlafen), oft weniger als fünf Minuten, und sie gehen schnell in den REM-Schlaf über, was für gesunde Personen untypisch ist.

In manchen Fällen kann ein Liquor-Test durchgeführt werden, um die Werte von **Hypokretin** (oder Orexin) zu messen, einem Neurotransmitter, der vom Hypothalamus produziert wird und eine Rolle bei der Schlafregulierung spielt. Narkolepsiepatienten, die an Kataplexie leiden, haben oft einen Hypocretinmangel, und dieser Test kann helfen, die Diagnose zu bestätigen.

Behandlungen von Narkolepsie

Obwohl Narkolepsie eine chronische Störung ohne endgültige Heilung ist, zielt die Behandlung darauf ab, **die Lebensqualität** der Patienten zu **verbessern**, indem die Symptome verringert und die Wachsamkeit am Tag verbessert werden. Die Behandlung beruht auf einer Kombination aus **medikamentösen Therapien** und Änderungen des Lebensstils.

Die pharmakologische Behandlung bei Narkolepsie beginnt in der Regel mit **Stimulanzien** oder wachheitsfördernden Medikamenten wie **Modafinil** oder **Armodafinil**, die dabei helfen, übermäßige Tagesschläfrigkeit zu reduzieren, ohne süchtig zu machen. In schwereren Fällen können Amphetamine verschrieben werden, um die Wachheit zu fördern. Diese Medikamente sind wirksam, um die Wachsamkeit während des Tages aufrechtzuerhalten, sollten aber unter ärztlicher Aufsicht eingenommen werden, um Nebenwirkungen wie Reizbarkeit, Nervosität oder einen Anstieg des Blutdrucks zu vermeiden.

Zur Behandlung von Kataplexie und anderen REM-Schlafsymptomen wie Schlaflähmungen und Halluzinationen können **trizyklische Antidepressiva** oder **Serotonin-Noradrenalin-Wiederaufnahmehemmer** (**SNRIs**) wie Venlafaxin verschrieben werden. Diese Medikamente unterdrücken die Symptome, die mit dem Eindringen des REM-Schlafs in den Wachzustand verbunden sind. Eine weitere, besonders wirksame Behandlung gegen Kataplexie ist **Natriumoxybat**, das ebenfalls zur Verbesserung der Qualität des Nachtschlafs und zur Verringerung der Tagesschläfrigkeit eingesetzt wird.

Neben der medikamentösen Behandlung müssen Narkolepsiepatienten ihren Lebensstil anpassen, um ihre Krankheit im Alltag zu bewältigen. Einer der wichtigsten Ratschläge ist die Planung **regelmäßiger Nickerchen** während des Tages, um den Schlafdruck zu verringern und die Wachsamkeit zwischen den Schlafattacken zu verbessern. Diese geplanten Nickerchen können helfen, ungeplantes Einschlafen zu minimieren und dem Patienten ermöglichen, seine Aktivitäten besser zu organisieren. Die Patienten sollten auch gute **Schlafhygienegewohnheiten** anwenden, indem sie regelmäßige -Schlafens und Aufstehzeiten einhalten und Stimulanzien wie Koffein oder Alkohol vor dem Schlafengehen meiden.

Schließlich kann auch eine **psychologische Betreuung** erforderlich sein, da Narkolepsie erhebliche soziale und emotionale Auswirkungen haben kann. Angst vor kataplexischen Anfällen in der Öffentlichkeit, Depressionen aufgrund sozialer Isolation oder Unbehagen wegen der Unvorhersehbarkeit der

Schlafattacken können psychologische Unterstützung erfordern. Kognitive Verhaltenstherapien (CBT) können den Patienten helfen, besser mit ihrer Krankheit zu leben und die damit verbundenen psychologischen Schwierigkeiten zu überwinden.

- Restless-Legs-Syndrom: Auswirkungen auf den Schlaf und Behandlung

Das Restless-Legs-Syndrom (RLS), auch **Willis-Ekbom-Syndrom** genannt, ist eine neurologische Störung, die durch einen unwiderstehlichen Drang, die Beine zu bewegen, gekennzeichnet ist, der häufig mit unangenehmen oder schmerzhaften Empfindungen wie Kribbeln, Jucken, Kribbeln oder Brennen einhergeht. Diese Symptome treten vor allem in Ruhe auf, insbesondere am Ende des Tages oder in der Nacht, und beeinträchtigen so den Schlaf erheblich. RLS ist eine häufige Erkrankung, die die Lebensqualität erheblich beeinträchtigen kann, da sie sich direkt auf den Schlaf und die daraus resultierende Tagesmüdigkeit auswirkt.

Auswirkungen auf den Schlaf

Das Restless-Legs-Syndrom steht in engem Zusammenhang mit Schlafstörungen, da die Symptome hauptsächlich in den Ruhephasen auftreten, vor allem vor dem Schlafengehen oder bei längerer Bewegungslosigkeit. Die Patienten beschreiben häufig ein **unangenehmes** Gefühl **oder Schmerzen** in den Beinen, die sie dazu veranlassen, sich ständig zu bewegen, um eine vorübergehende Linderung zu erreichen. Dieses unangenehme Gefühl verschwindet, sobald die Beine bewegt werden, tritt aber wieder auf, sobald der Patient in eine statische Position zurückkehrt, was zu **häufigem Aufwachen** und der Unfähigkeit, einzuschlafen oder durchzuschlafen, führt.

Patienten mit RLS können Stunden damit verbringen, eine bequeme Position zu finden oder im Haus herumzulaufen, um ihre Symptome zu lindern, was zu einer erheblichen Fragmentierung des Schlafs führt. Diese **Fragmentierung des** Schlafs führt zu übermäßiger **Tagesmüdigkeit** und Schläfrigkeit und beeinträchtigt die kognitive Leistung, die Konzentration, die Stimmung und die Fähigkeit, im Alltag normal zu funktionieren. Darüber hinaus kann chronische Schlaflosigkeit im Zusammenhang mit RLS emotionalen Stress verursachen und in einigen Fällen zu Angstzuständen oder Depressionen führen.

Diese Störung wird auch häufig mit **periodischen Extremitätenbewegungen (PLMS)** in Verbindung gebracht, bei denen es sich um wiederholte unwillkürliche Kontraktionen der Beine während des Schlafs handelt. Diese Bewegungen, die in der Regel während des langsamen Schlafs auftreten, stören die Schlafzyklen noch mehr und verschärfen das Gefühl der Tagesmüdigkeit.

Behandlung des Restless-Legs-Syndroms

Die Behandlung des Restless-Legs-Syndroms beruht auf einer Kombination aus **Änderungen des Lebensstils**, medikamentöser **Behandlung** und regelmäßiger Überwachung, um die Therapie an die Symptome anzupassen. Das Hauptziel der Behandlung besteht darin, die unangenehmen Empfindungen in den Beinen zu reduzieren, die Schlafqualität zu verbessern und die Auswirkungen der Müdigkeit auf die Tagesaktivitäten zu verringern.

Änderungen des Lebensstils sind ein erster Ansatz zur Behandlung von RLS, vor allem bei leichten bis mittelschweren Formen. Sie sollten sich gute **Schlafgewohnheiten** aneignen, wie z. B. zu regelmäßigen Zeiten ins Bett zu gehen und aufzustehen, eine günstige Schlafumgebung zu schaffen (ruhig, kühl und ohne Ablenkungen) und Stimulanzien wie Koffein und Nikotin zu meiden, da diese die Symptome verschlimmern können. Außerdem können bestimmte Gewohnheiten vor dem Schlafengehen, wie ein warmes Bad oder eine Beinmassage, dazu beitragen, die Muskeln zu entspannen und die Intensität der Symptome zu verringern.

Mäßige körperliche Aktivität wie Gehen oder Radfahren ist oft vorteilhaft, um die Symptome von RLS zu lindern. Allerdings ist es wichtig, zu intensive Bewegung am Ende des Tages zu vermeiden, da dies im Gegenteil die unangenehmen Empfindungen in den Beinen verstärken kann. Auch sanfte Dehnungs- oder Entspannungsübungen können helfen, die Symptome zu lindern.

In Bezug auf die Ernährung wird empfohlen, auf **Eisenmangel zu** achten, da eine niedrige Konzentration von Ferritin (Eisenspeicher im Körper) häufig mit RLS in Verbindung gebracht wird. Die Behandlung mit Eisenpräparaten kann bei einigen Patienten wirksam sein, um die Symptome zu verringern, vorausgesetzt, sie werden ärztlich überwacht. Ein Mangel an Magnesium und B-Vitaminen kann ebenfalls eine Rolle spielen, und nach einer Blutuntersuchung können Ernährungsanpassungen in Betracht gezogen werden.

Wenn Änderungen des Lebensstils nicht ausreichen, um die Symptome zu kontrollieren, **kann** eine medikamentöse **Behandlung** verschrieben werden. Die erste Wahl bei der pharmakologischen Behandlung sind häufig **Dopaminagonisten** wie Pramipexol, Ropinirol oder Rotigotin. Diese Medikamente wirken durch die Stimulierung der Dopaminrezeptoren im Gehirn, da bei RLS häufig eine Fehlfunktion des dopaminergen Systems beteiligt ist. Obwohl diese Medikamente im Allgemeinen wirksam sind, kann es bei längerem Gebrauch zu Nebenwirkungen kommen, wie z. B. einer paradoxen Zunahme der Symptome (sog. Augmentation) oder Zwangsstörungen.

Zu den weiteren medikamentösen Optionen gehören **Antikonvulsiva** wie Gabapentin oder Pregabalin, die hilfreich sind, um Schmerzen und Missempfindungen in den Beinen zu reduzieren, insbesondere bei Patienten mit schweren Formen von RLS. Benzodiazepine wie Clonazepam können verschrieben werden, um die Schlafqualität zu verbessern, aber ihre Anwendung sollte wegen des Risikos von Abhängigkeit und Tagesschläfrigkeit überwacht werden.

In manchen Fällen können niedrig dosierte **Opioide** zur Behandlung der schwersten Formen von RLS in Betracht gezogen werden, insbesondere wenn sich andere Behandlungsmethoden als unwirksam erweisen. Allerdings ist der Einsatz von Opioiden aufgrund des Abhängigkeitsrisikos und der Nebenwirkungen in der Regel auf bestimmte Situationen beschränkt.

Die Behandlung von RLS erfordert auch eine **regelmäßige Nachsorge**, da die Reaktion auf die Behandlung im Laufe der Zeit variieren kann. Die Patienten müssen überwacht werden, um sicherzustellen, dass die Medikamente wirksam und gut verträglich sind, und es müssen Anpassungen vorgenommen werden, wenn Nebenwirkungen auftreten oder die Symptome fortschreiten. Außerdem sollten die Patienten aufgrund des chronischen Charakters dieser Erkrankung dazu angehalten werden, langfristig einen gesunden Lebensstil zu pflegen, um ihre Störung optimal in den Griff zu bekommen.

- Die Rolle der Pflegekraft bei der Behandlung von Patienten mit neurologischen Schlafstörungen
  - Überwachung von plötzlichen Einschlafattacken

Die Überwachung plötzlicher Einschlafattacken, insbesondere bei Patienten mit Narkolepsie oder anderen Schlafstörungen, die durch übermäßige Tagesschläfrigkeit gekennzeichnet sind, ist für ihre Sicherheit und ihr Wohlbefinden von entscheidender Bedeutung. Diese Anfälle äußern sich in unerwarteten, oft unkontrollierbaren Schlafepisoden, die in ungeeigneten Situationen wie bei der Arbeit, im Unterricht oder sogar beim Autofahren auftreten. Als Gesundheitsfachkraft an vorderster Front muss die Pflegekraft auf diese Episoden achten, um die damit verbundenen Risiken zu minimieren und gleichzeitig dem Patienten dabei zu helfen, diese Tagesschläfrigkeit effektiv zu bewältigen und seine Behandlung zu optimieren.

Merkmale plötzlicher Einschlafattacken

Plötzliche Einschlafattacken treten unvorhersehbar auf, oft mitten am Tag, wenn der Patient mit Aktivitäten beschäftigt ist, die Konzentration oder Wachheit erfordern. Diese Episoden, die von wenigen Sekunden bis zu mehreren Minuten dauern können, versetzen den Patienten in einen tiefen, unaufhaltsamen Schlafzustand. Im Gegensatz zur Müdigkeit, die jeder nach einer schlechten Nacht verspüren kann, sind Einschlafattacken charakteristisch für neurologische Störungen wie Narkolepsie, bei denen das Gehirn nicht in der Lage ist, ein normales Gleichgewicht zwischen Wachen und Schlafen aufrechtzuerhalten.

Die Patienten können auch schnell in den REM-Schlaf (**Rapid Eye Movement**) übergehen, was bedeutet, dass sie fast unmittelbar nach dem Einschlafen träumen können. Dies kann zu **hypnagogischen** Halluzinationen führen, zu lebhaften Träumen, die Verwirrung und ein Gefühl der Desorientierung auslösen können, wenn sie plötzlich aufwachen.

Überwachung von Krisen

Die Überwachung von Einschlafattacken setzt eine **kontinuierliche Beobachtung** des Patienten voraus, insbesondere in risikoreichen Umgebungen wie beim Bedienen von Maschinen, beim Autofahren oder in Situationen, die eine ständige Wachsamkeit erfordern. Die Pflegekraft sollte auf bestimmte Warnzeichen achten, die einem Anfall vorausgehen können, wie schwere Augenlider, plötzliche Muskelerschlaffung, wiederholtes Gähnen oder eine deutliche Abnahme der Aufmerksamkeit. Diese Anzeichen können darauf hindeuten, dass der Patient kurz vor dem Einschlafen steht.

In Fällen, in denen der Patient zu häufigen und schweren Anfällen neigt, empfiehlt es sich, **Sicherheitsmaßnahmen** zu ergreifen, die auf die Umgebung des Patienten abgestimmt sind. Beispielsweise kann es notwendig sein, gefährliche Aktivitäten während bestimmter Tageszeiten, in denen die Schläfrigkeit stärker ausgeprägt ist, zu vermeiden. Die Pflegekraft kann auch den Wohn- oder Arbeitsbereich des Patienten so organisieren, dass das Risiko eines Sturzes oder einer Verletzung bei plötzlichem Einschlafen verringert wird.

Umgang mit Krisen

Wenn es zu einem Einschlafanfall kommt, ist es von entscheidender Bedeutung, dass der Pflegehelfer **für die unmittelbare Sicherheit des Patienten sorgt**. Wenn der Patient eine potenziell gefährliche Aufgabe ausführt, wie z. B. Kochen oder das Hantieren mit schweren Gegenständen, muss er schnell eingreifen, um einen Unfall zu vermeiden. Der Patient sollte in eine sichere Position gebracht werden, idealerweise sitzend oder liegend an einem sicheren Ort, bis er auf natürliche Weise aufwacht oder sanft geweckt wird. Es ist wichtig, den Patienten nicht zu schütteln oder abrupt zu wecken, da dies zu Desorientierung oder Verwirrtheit führen kann.

In manchen Fällen, wenn der Patient wahrscheinlich in einer unbekannten oder potenziell störenden Umgebung aufwacht, kann der Pflegende **ihn beruhigen**, indem er ihm in Ruhe erklärt, was gerade passiert ist, und ihm Zeit gibt, sich neu zu orientieren, bevor er seine Aktivitäten wieder aufnimmt. Der empathische Umgang mit solchen Episoden ist entscheidend, um zu verhindern, dass sich der Patient beschämt oder gestresst fühlt.

Prävention und Behandlungsanpassungen

Die Überwachung von Einschlafattacken geht Hand in Hand mit der **Prävention und dem proaktiven Umgang** mit den Symptomen. Die Pflegekraft sollte dem Patienten in Zusammenarbeit mit dem medizinischen Team helfen, **die kritischen Tageszeiten** zu **identifizieren,** an denen die Schläfrigkeit am stärksten ist. Die Planung von **regelmäßigen, geplanten Nickerchen** kann eine wirksame Strategie sein, um plötzliche Anfälle zu verhindern, indem der Schlafdruck in

Schlüsselmomenten reduziert wird. Durch diese Nickerchen werden die Energiereserven aufgeladen und die Wachsamkeit in Zeiten, in denen der Patient aktiv sein muss, erhöht.

Ein weiterer wichtiger Aspekt bei der Behandlung von Einschlafattacken ist die Anpassung der **pharmakologischen Behandlung**. Patienten mit Narkolepsie oder anderen Wachsamkeitsstörungen werden häufig mit **Stimulanzien** wie Modafinil oder wachheitsfördernden Medikamenten behandelt. Die Pflegekraft sollte die Auswirkungen dieser Behandlungen auf den Patienten beobachten und jede Verbesserung oder Nebenwirkung festhalten. Wenn der Patient trotz der Behandlung weiterhin Anfälle hat, kann es notwendig sein, die Dosierung anzupassen oder in Zusammenarbeit mit dem behandelnden Arzt medikamentöse Alternativen in Betracht zu ziehen.

Aufklärung und Unterstützung des Patienten

Über die Überwachung hinaus spielt der Pfleger eine wesentliche Rolle bei der **Aufklärung des** Patienten und seiner Umgebung über den Umgang mit plötzlichen Einschlafattacken. Er sollte den Patienten darüber aufklären, wie wichtig es ist, einen regelmäßigen Lebensrhythmus mit festen Schlafzeiten und einer erholsamen Umgebung zu haben. Stimulanzien wie Koffein oder Energydrinks sollten mit Vorsicht und unter Aufsicht eines Angehörigen der Gesundheitsberufe verwendet werden, da sie die Qualität des Nachtschlafs beeinträchtigen und die Tagesschläfrigkeit verschlimmern können.

Psychologische Unterstützung ist ebenfalls von entscheidender Bedeutung, da Einschlafattacken Angst oder soziales Unbehagen erzeugen können, insbesondere in beruflichen oder öffentlichen Umgebungen. Die Pflegekraft kann dem Patienten helfen, Strategien zu finden, wie er seine Störung seinen Mitmenschen oder seinem Arbeitgeber erklären kann, um ein verständnisvolles und sicheres Umfeld zu schaffen.

◦ Prävention von nächtlichen Sturzrisiken

Die Vermeidung nächtlicher Sturzrisiken ist ein grundlegender Aspekt der Pflege, insbesondere für ältere Menschen oder Patienten mit Schlafstörungen, chronischen Erkrankungen oder eingeschränkter Mobilität. Nächtliche Stürze können zu schweren Verletzungen wie Knochenbrüchen, Prellungen oder Kopfverletzungen führen und stehen häufig in Zusammenhang mit einer ungeeigneten Umgebung oder einer gestörten Wachsamkeit. Als erste Instanz bei der Vermeidung dieser Unfälle spielt der Pfleger eine entscheidende Rolle bei der Risikobewertung, der Raumgestaltung und der Patientenaufklärung, um eine sichere Umgebung während der Nacht zu gewährleisten.

Risikofaktoren für nächtliche Stürze

Nächtliche Stürze können durch eine Reihe **intrinsischer** (personenbezogener) und **extrinsischer** (umweltbezogener) **Faktoren** verursacht werden. Zu den intrinsischen Faktoren gehören **Bewegungsstörungen** (aufgrund von Krankheiten wie Arthrose, Parkinson oder Multipler Sklerose), **Gleichgewichtsprobleme** und **Muskelschwäche**, die das Risiko eines Sturzes erhöhen. Schlafstörungen wie Schlaflosigkeit oder obstruktive Schlafapnoe können ebenfalls zu **nächtlicher Schläfrigkeit** und Verwirrungsepisoden beim nächtlichen Aufwachen führen.

Auch **kognitive Störungen** wie Demenz oder neurologische Erkrankungen können die Wahrnehmung und Koordination beeinträchtigen, was nächtliche Fahrten gefährlicher macht. Außerdem erhöhen bestimmte **Medikamente** - insbesondere Beruhigungsmittel, Schlafmittel, blutdrucksenkende Mittel und Diuretika - das Risiko von Schwindel, orthostatischer Hypotonie (Blutdruckabfall beim Wechsel in eine aufrechte Position) und nächtlicher Verwirrtheit.

Zu den extrinsischen Faktoren gehört eine **schlecht angepasste Umgebung**: Ein **schlecht** beleuchtetes Zimmer, Hindernisse auf dem Boden, rutschige Teppiche oder schlecht positionierte Möbel können dazu beitragen, das Risiko eines Sturzes während der Nacht zu erhöhen.

Maßnahmen zur Verhinderung von nächtlichen Stürzen

Der erste Schritt in der Sturzprävention besteht darin, **das individuelle Risiko** jedes Patienten **einzuschätzen**. Die Pflegekraft sollte in Zusammenarbeit mit dem medizinischen Team Patienten mit erhöhtem Risiko identifizieren und dabei ihre Krankengeschichte, laufende Behandlungen und ihre Mobilität berücksichtigen. Eine regelmäßige Beurteilung ermöglicht es, die vorbeugenden Maßnahmen an die Entwicklung des Zustands des Patienten anzupassen.

Die Gestaltung des Schlafbereichs ist ebenfalls von entscheidender Bedeutung, um das Sturzrisiko zu verringern. **Die Optimierung der nächtlichen Beleuchtung** ist eine erste einfache, aber sehr wirksame Maßnahme. Das Anbringen von Nachtlichtern entlang des Weges, den der Patient in der Nacht zurücklegen könnte (z. B. vom Schlafzimmer zur Toilette), sorgt für ausreichende Sichtverhältnisse, um Hindernissen auszuweichen, und ist gleichzeitig minimalinvasiv. Auch Lampen mit Bewegungssensoren können hilfreich sein, die sich automatisch einschalten, wenn der Patient aufsteht.

Freie Flächen sind entscheidend, um Stolperfallen zu vermeiden. Alle unnötigen Gegenstände sollten von den Laufwegen entfernt werden, auch Teppiche, da sie rutschig sein oder sich an den Rändern hochziehen können. Wenn ein Teppich erforderlich ist, sollte er mit rutschfesten Klebstoffen gut am Boden befestigt werden. Elektrische Drähte oder Kabel sollten sicher aufbewahrt werden, damit der Patient nicht darüber stolpern kann.

Ein weiteres Schlüsselelement der Prävention ist die **Anpassung der Möbel**. Das Bett sollte sich in einer für den Patienten angemessenen Höhe befinden: nicht zu niedrig und nicht zu hoch.

Ein Pflegebett mit **verstellbaren Seitengittern** kann eine wirksame Lösung für Patienten mit hohem Sturzrisiko sein, da es abrupte Bewegungen aus dem Bett während des Schlafs oder nächtlicher Verwirrtheitsepisoden verhindert. Es ist jedoch wichtig zu überprüfen, ob der Patient das Bett selbstständig und sicher verlassen kann, wenn er es benötigt. **Haltegriffe** in der Nähe des Bettes oder im Badezimmer bieten zusätzliche Unterstützung bei nächtlichen Bewegungen und verringern so das Risiko, das Gleichgewicht zu verlieren.

Der **Umgang mit Medikamenten** ist ebenfalls von entscheidender Bedeutung, um das Risiko von Schwindel und übermäßiger Schläfrigkeit in der Nacht zu verringern. Die Pflegekraft sollte auf Nebenwirkungen von Medikamenten achten, insbesondere auf solche, die das Gleichgewicht und die Wachsamkeit beeinträchtigen, und dem Arzt jede unerwünschte Wirkung melden, damit die Dosis oder die Art der Behandlung gegebenenfalls angepasst werden kann. Die Einnahme von Beruhigungs- oder Schlafmitteln sollte eingeschränkt werden, und der Patient sollte ermutigt werden, Entspannungstechniken anzuwenden, um den Schlaf ohne Medikamente zu fördern.

Aufklärung des Patienten und der Angehörigen

Die Aufklärung des Patienten und seiner Angehörigen ist ein grundlegender Aspekt der Prävention von nächtlichen Stürzen. Die Pflegekraft sollte dem Patienten erklären, wie wichtig es ist, **sich** beim nächtlichen Aufstehen **Zeit zu lassen**, insbesondere wenn er plötzlich oder nach einer längeren Schlafphase aufwacht. Die **orthostatische Hypotonie**, die bei älteren Menschen häufig auftritt, kann Schwindel verursachen, wenn sie sich schnell vom Liegen in eine aufrechte Position begeben. Es wird daher empfohlen, dem Patienten zu raten, sich einige Zeit auf die Bettkante zu setzen, bevor er vollständig aufsteht.

Die Pflegekraft kann auch einfache Übungen zur **Stärkung** der **Muskeln und** zur **Verbesserung des Gleichgewichts** anleiten, z. B. Übungen zur Stärkung der unteren Gliedmaßen oder regelmäßige Spaziergänge während des Tages. Für die Patienten mit dem höchsten Risiko kann eine Untersuchung mit einem **Physio-** oder Ergotherapeuten empfohlen werden, um das Gehen zu beurteilen und geeignete Übungen vorzuschlagen.

Befindet sich der Patient in einem Wohnheim oder Krankenhaus, können **technische Hilfsmittel** wie **rutschfeste Schuhe** oder **Rollatoren** zur Verfügung gestellt werden, um die sichere Fortbewegung in der Nacht zu erleichtern. Die Pflegekraft sollte auch die Angehörigen des Patienten über die Bedeutung dieser Maßnahmen aufklären und ihnen erklären, wie sie die häusliche Umgebung sicherer machen können.

Überwachung von nächtlichen Episoden

Bei Patienten mit einem sehr hohen Sturzrisiko kann eine **verstärkte nächtliche Überwachung** erforderlich sein. In manchen Fällen können Videoüberwachungssysteme oder **Bewegungssensoren**, die mit dem Bett **verbunden sind**, die Pflegekraft alarmieren, wenn nachts versucht wird, aufzustehen, und so ein schnelles Eingreifen ermöglichen. Wenn der Patient an Verwirrtheit oder kognitiven Störungen leidet, kann der Pfleger auch regelmäßige nächtliche Besuche ansetzen, um zu überprüfen, ob der Patient sicher ist und nicht versucht, allein aufzustehen.

Kapitel 6

Therapeutische Patientenaufklärung

- Die erzieherische Rolle der Pflegekraft : Schlafstörungen verstehen, um Patienten besser aufklären zu können

Die erzieherische Rolle der Pflegekraft ist bei der Betreuung von Patienten mit Schlafstörungen von grundlegender Bedeutung. Als Schlüsselfigur in der täglichen Betreuung ist der Pfleger nicht nur für eine angemessene Pflege verantwortlich, sondern auch für die **Vermittlung** wichtiger **Informationen**, die den Patienten helfen, ihre Störungen zu verstehen und zu bewältigen. Die Patientenschulung ist ein kontinuierlicher Prozess, der darauf abzielt, den Patienten die notwendigen Instrumente an die Hand zu geben, um ihren Gesundheitszustand besser zu verstehen, Verhaltensweisen zu erlernen, die einen erholsamen Schlaf fördern, und die Therapietreue zu erhöhen. Um diese Rolle wirksam zu erfüllen, muss die Pflegekraft über gute Kenntnisse der verschiedenen Schlafstörungen verfügen und in der Lage sein, diese Informationen auf eine zugängliche und für jeden Patienten geeignete Weise zu vermitteln.

Schlafstörungen verstehen

Schlafstörungen sind vielfältig und können Erkrankungen wie **obstruktive** Schlafapnoe, **Schlaflosigkeit**, **Narkolepsie**, **Restless-Legs-Syndrom** oder auch Störungen des zirkadianen Rhythmus umfassen. Jede dieser Störungen beeinträchtigt die Schlafqualität auf spezifische Weise und kann erhebliche Auswirkungen auf die körperliche und geistige Gesundheit der Betroffenen haben, z. B. durch übermäßige Tagesmüdigkeit, kognitive Störungen oder Stimmungsschwankungen.

Um ein guter Pädagoge zu sein, muss die Pflegekraft zunächst diese Störungen, ihre Mechanismen und ihre Behandlung gut verstehen. Bei der obstruktiven Schlafapnoe ist es beispielsweise entscheidend, dass er dem Patienten erklären kann, dass diese Störung damit zusammenhängt, dass die oberen Atemwege während des Schlafs blockiert werden, was zu vorübergehenden Atemstillständen führt. Er sollte in der Lage sein, die typischen Symptome wie häufiges Aufwachen, Schnarchen oder Erstickungsgefühle sowie die langfristigen Folgen wie

Bluthochdruck, Herzerkrankungen oder Diabetes zu beschreiben. Ein solches Verständnis ermöglicht es der Pflegekraft, die Fragen der Patienten zu beantworten und ihnen die Notwendigkeit einer Behandlung, wie z. B. die Verwendung eines Beatmungsgeräts mit kontinuierlichem positivem Atemwegsdruck (CPAP), verständlich zu erklären.

Die erzieherische Rolle der Pflegekraft

Eines der Hauptziele der Patientenschulung ist es, den Patienten zu ermöglichen, **die Natur ihrer Störung zu verstehen,** da ein besseres Verständnis oft zu einer besseren Therapietreue führt. Die Pflegekraft sollte dem Patienten daher erklären, warum er Schlafstörungen hat und wie sich diese auf seinen Körper und seinen Geist auswirken. Bei Schlaflosigkeit kann es z. B. hilfreich sein, über **Auslöser** wie Stress oder schlechte Schlafgewohnheiten zu sprechen und zu zeigen, wie diese Faktoren die Schlafzyklen aus dem Gleichgewicht bringen können. Die Pflegekraft sollte auch die Bedeutung guter **Schlafhygienepraktiken** hervorheben, wie z. B. das Einhalten regelmäßiger Schlafens- und Aufstehzeiten, das Vermeiden von Bildschirmen vor dem Schlafengehen und die Schaffung einer ruhigen und bequemen Schlafumgebung.

Bei der Aufklärung geht es nicht nur um die Vermittlung theoretischer Informationen, sondern auch darum, **konkrete Praktiken zu zeigen**. Die Pflegekraft kann dem Patienten zum Beispiel zeigen, wie er seine CPAP-Maske anpasst, wie er sein Gerät richtig pflegt oder wie er Zubehör wie ergonomische Kissen verwendet, um den Komfort während der Nacht zu erhöhen. Durch diese praktische Unterstützung fühlt sich der Patient unabhängiger und selbstbewusster, wenn es darum geht, seine Behandlung zu Hause durchzuführen.

Bei Störungen wie Narkolepsie, bei denen die Symptome missverstanden oder stigmatisiert werden können, spielt der Pfleger auch eine wichtige Rolle bei der **Enttabuisierung** und der **psychologischen Unterstützung**. Er hilft dem Patienten zu verstehen, dass diese Störungen zwar behindernd sind, aber mit einer angemessenen Behandlung und dem Einüben bestimmter Gewohnheiten wie geplanten Nickerchen während des Tages, um übermäßige Schläfrigkeit auszugleichen, bewältigt werden können. Die Pflegekraft kann auch der Familie des Patienten erklären, wie sie ihren Angehörigen bei der Bewältigung seiner Störung am besten unterstützen kann, indem sie ein verständnisvolles und angemessenes Umfeld schafft.

Die Einhaltung der Behandlung fördern

Eine der größten Herausforderungen für die Pflegekraft in ihrer erzieherischen Rolle ist es, **die Patienten dazu zu bringen, sich an die Behandlung zu halten.** Es ist üblich, dass Patienten Schwierigkeiten haben, eine Behandlung zu befolgen, insbesondere bei der CPAP-Therapie bei Schlafapnoe, weil die Maske oder das Geräusch des Geräts ihnen Unbehagen bereiten können. Die Pflegekraft sollte nicht nur die Bedeutung der Langzeitbehandlung erklären, sondern auch **Lösungen für Hindernisse finden, auf die** der Patient stoßen könnte. Wenn sich ein Patient beispielsweise über Irritationen durch die CPAP-Maske beklagt, kann die Pflegekraft ihm zeigen, wie er die Maske für mehr Komfort anpassen kann, oder Zubehör wie Schutzpolster vorschlagen.

Darüber hinaus muss die Pflegekraft den Patienten über die **Risiken** aufklären, die **mit einem Verzicht auf** die **Behandlung verbunden sind.** Im Falle einer unbehandelten Schlafapnoe kann die Pflegekraft beispielsweise erklären, dass dies das Risiko für Herz-Kreislauf-Erkrankungen, Schlaganfälle und Diabetes erhöht. Diese Informationen sind entscheidend, um den Patienten davon zu überzeugen, sein Gerät auch bei anfänglichen Schwierigkeiten weiter zu verwenden.

Anpassung der Bildung an den Patienten

Einer der wichtigsten Aspekte der erzieherischen Rolle der Pflegekraft besteht darin, ihre Sprache und ihre Ratschläge an die

Bedürfnisse und Fähigkeiten des Patienten anzupassen. Jeder Patient hat ein anderes Verständnis- und Erfahrungsniveau, was bedeutet, dass die Pflegekraft **ihre Sprache anpassen**, einfache Begriffe und klare Erklärungen verwenden und gleichzeitig auf die Fragen oder Bedenken des Patienten eingehen muss.

Die Pflegekraft sollte auch die **persönlichen Vorlieben** des Patienten, sein soziales und familiäres Umfeld sowie den Grad seiner Selbstständigkeit berücksichtigen. Bei einem älteren Patienten kann es z. B. notwendig sein, praktische Lösungen vorzuschlagen, die die Nutzung der Geräte zu Hause erleichtern, wie z. B. das Anbringen von Haltegriffen im Badezimmer oder eine geeignete Beleuchtung, um nächtlichen Stürzen vorzubeugen. Bei einem jüngeren oder selbstständigeren Patienten kann der Schwerpunkt auf dem **Selbstmanagement** der Störung und der Fähigkeit liegen, auf Anzeichen einer möglichen Verschlechterung des Zustands zu achten.

- Entspannungstechniken und Schlafhygiene: Praktische Tipps zum Weitergeben

Entspannungstechniken und Grundsätze der Schlafhygiene sind wichtige Hilfsmittel, um Patienten bei der Verbesserung ihrer Schlafqualität zu helfen, insbesondere wenn sie unter Schlafstörungen wie Schlaflosigkeit, Schlafapnoe oder dem Syndrom der unruhigen Beine leiden. Wenn Sie als Pflegekraft diese praktischen Ratschläge an die Patienten weitergeben, befähigen Sie sie dazu, ihren Schlaf selbst zu steuern und nächtliches Erwachen oder Einschlafschwierigkeiten zu verhindern. Diese einfachen, nicht medikamentösen Strategien fördern einen erholsamen Schlaf und tragen dazu bei, die Symptome von Schlafstörungen zu verringern.

Entspannungstechniken

Entspannungstechniken zielen darauf ab, **Stress abzubauen** und **das Einschlafen** zu **fördern,** indem sie die Aktivität des Nervensystems verringern. Viele Schlafstörungen werden durch

Ängste oder die Unfähigkeit, am Ende des Tages geistig "abzuschalten", verschlimmert. Hier sind einige wirksame Techniken, die der Pfleger den Patienten anbieten kann:

1. **Die tiefe, kontrollierte** Atmung: Eine einfache, aber sehr wirksame Technik, um Körper und Geist zu beruhigen. Dabei atmet man langsam durch die Nase ein, füllt die Lungen und atmet dann langsam durch den Mund aus, wobei die Ausatmung verlängert wird. Diese Art der Atmung aktiviert den Parasympathikus, der hilft, den Körper zu entspannen und auf das Einschlafen vorzubereiten. Die Pflegekraft kann dem Patienten vorschlagen, diese Übung einige Minuten vor dem Schlafengehen oder bei nächtlichem Aufwachen zu praktizieren.

2. **Progressive Muskelentspannung**: Bei dieser Technik werden verschiedene Muskelgruppen des Körpers nach und nach angespannt und wieder entspannt, angefangen bei den Füßen bis hinauf zum Kopf. Dies hilft, körperliche Spannungen, die sich im Laufe des Tages angesammelt haben, zu lösen und ein Gefühl der Ruhe zu fördern. Die Pflegekraft kann den Patienten durch diese Übung führen, indem sie ihn bittet, seine Aufmerksamkeit für einige Sekunden auf jeden Körperteil zu richten.

3. **Positive Visualisierung**: Diese Methode beinhaltet die Konzentration auf beruhigende Bilder oder Situationen, z. B. das Vorstellen einer ruhigen Landschaft oder das Wiedererleben einer angenehmen Erinnerung. Indem der Geist auf diese positiven Gedanken fokussiert wird, gelingt es dem Patienten, seine Aufmerksamkeit von Sorgen oder ängstlichen Gedanken abzulenken, die das Einschlafen verhindern können.

4. Achtsamkeitsmeditation: Diese Technik ermutigt den Patienten, sich auf den gegenwärtigen Moment zu konzentrieren, indem er seine Körperempfindungen, seine

Atmung und die Geräusche in der Umgebung beobachtet, ohne sie zu bewerten. Achtsamkeit kann aufdringliche Gedanken reduzieren und die Fähigkeit verbessern, sich vor dem Schlafengehen zu entspannen. Die Pflegekraft kann den Patienten auf Anwendungen oder Aufnahmen von geführter Meditation hinweisen.

Schlafhygiene

Die Schlafhygiene bezieht sich auf alle Gewohnheiten und Verhaltensweisen, die einen qualitativ hochwertigen Schlaf fördern. Eine schlechte Schlafhygiene wie unregelmäßige Schlafenszeiten, zu intensive Reize vor dem Schlafengehen oder Koffeinkonsum am Ende des Tages können den Schlafzyklus ernsthaft stören. Die Pflegekraft kann mehrere praktische Tipps zur Verbesserung der Schlafhygiene vermitteln:

1. **Eine regelmäßige Routine einrichten**: Ermutigen Sie den Patienten, jeden Tag, auch am Wochenende, zur gleichen Zeit ins Bett zu gehen und aufzustehen. Diese Regelmäßigkeit hilft, die biologische Uhr zu synchronisieren und erleichtert das Einschlafen zu gleichbleibenden Zeiten. Die Pflegekraft kann dem Patienten auch vorschlagen, vor dem Schlafengehen eine kleine entspannende Routine zu schaffen, z. B. ein Buch zu lesen oder eine lauwarme Dusche zu nehmen, um dem Körper zu signalisieren, dass es Zeit zum Schlafen ist.

2. **Eine schlaffördernde Umgebung schaffen**: Die Pflegekraft sollte erklären, wie wichtig eine **ruhige, dunkle und kühle Schlafumgebung** ist. Ein übermäßig beleuchtetes oder lautes Zimmer kann das Einschlafen und die Kontinuität des Schlafs stören. Es kann ratsam sein, Verdunkelungsvorhänge zu verwenden, um das Außenlicht zu blockieren, oder in Ohrstöpsel oder weißes Rauschen zu investieren, wenn der Patient lärmempfindlich ist. Die ideale Schlaftemperatur liegt in der Regel bei 18-20 °C. Es kann hilfreich sein, zu überprüfen, ob die Matratze und

das Kissen bequem und an die Morphologie des Patienten angepasst sind.

3. **Nickerchen einschränken** : Wenn der Patient über übermäßige Tagesschläfrigkeit klagt, kann er versucht sein, tagsüber lange Nickerchen zu machen. Längere oder zu späte Nickerchen können jedoch den Nachtschlaf beeinträchtigen. Es wird empfohlen, die Nickerchen auf 20-30 Minuten zu beschränken und sie am frühen Nachmittag zu machen, um das Einschlafen am Abend nicht zu stören.

4. **Weniger Bildschirmarbeit**: Das blaue Licht, das von Telefon-, Tablet- oder Computerbildschirmen ausgestrahlt wird, hemmt die Produktion von Melatonin, dem Hormon, das den Schlaf fördert. Es ist daher ratsam, **die Nutzung von Bildschirmen** mindestens eine Stunde vor dem Schlafengehen zu **reduzieren** und entspannenden Aktivitäten wie Lesen oder Meditation **den** Vorzug zu geben. Wenn die Nutzung von Bildschirmen unvermeidbar ist, kann die Pflegekraft vorschlagen, einen Blaulichtfilter zu aktivieren.

5. **Stimulanzien meiden**: Der Konsum von **Koffein**, **Nikotin** oder Alkohol kann den Schlaf stören, auch wenn er mehrere Stunden vor dem Schlafengehen stattfindet. Die Pflegekraft sollte dem Patienten raten, diese Substanzen am Ende des Tages zu reduzieren oder zu vermeiden. Alkohol kann zwar den Eindruck erwecken, dass er das Einschlafen fördert, beeinträchtigt aber die Schlafqualität, indem er die Zyklen zerstückelt und das nächtliche Erwachen verstärkt.

6. **Umgang mit nächtlichem Aufwachen**: Wenn der Patient mitten in der Nacht aufwacht und nach 15-20 Minuten nicht wieder einschlafen kann, empfiehlt es sich, das Bett zu verlassen und eine entspannende Tätigkeit auszuüben, z. B. zu lesen oder leise Musik zu hören, anstatt liegen zu

bleiben und zu versuchen, den Schlaf zu erzwingen. Dies hilft, **das Bett von dem mit der Schlaflosigkeit verbundenen Stress zu entkoppeln** und eine natürliche Rückkehr zum Schlaf zu fördern.

- Die Pflege auf die individuellen Bedürfnisse der Patienten abstimmen

Die Anpassung der Pflege an die individuellen Bedürfnisse des Patienten ist ein grundlegendes Prinzip in der Praxis der Pflegekraft. Jeder Patient ist einzigartig und hat seine eigene Krankengeschichte, sein soziales Umfeld, seine körperlichen und kognitiven Fähigkeiten sowie seine persönlichen Vorlieben. Ziel dieses individualisierten Ansatzes ist es, eine Pflege anzubieten, die nicht nur den medizinischen Bedürfnissen, sondern auch dem allgemeinen Wohlbefinden des Patienten entspricht und dabei seine Würde, seinen Komfort und seine Autonomie berücksichtigt. Die Pflegekraft spielt bei dieser personalisierten Pflege eine zentrale Rolle, indem sie zuhört, genau beobachtet und die Maßnahmen anpasst, um eine optimale Betreuung zu gewährleisten.

Bewertung der individuellen Bedürfnisse

Um die Pflege auf jeden einzelnen Patienten abzustimmen, muss die Pflegekraft zunächst eine **gründliche Beurteilung** der individuellen Bedürfnisse vornehmen. Dazu gehört nicht nur die Beurteilung körperlicher Aspekte, wie Mobilität, allgemeiner Gesundheitszustand und mögliche Behinderungen, sondern auch emotionaler und psychologischer Aspekte, wie Ängste, Vorlieben und Sorgen des Patienten. Diese Beurteilung ermöglicht den Aufbau einer vertrauensvollen Beziehung und stellt sicher, dass die Pflege auf die gesamte Person und nicht nur auf ihre Erkrankung zugeschnitten ist.

Für die Pflegekraft ist es wichtig, offene Fragen zu stellen, den Antworten zuzuhören und das Verhalten des Patienten zu beobachten, um seine Erwartungen und besonderen Bedürfnisse besser zu verstehen. Beispielsweise haben manche Patienten vielleicht besondere Vorlieben, was ihre tägliche Routine angeht: zu einer bestimmten Zeit aufstehen, duschen statt baden oder bestimmte Nahrungsmittel bevorzugen. Diese Dinge mögen zwar geringfügig erscheinen, sind aber entscheidend, um die Autonomie und die Lebensqualität des Patienten zu respektieren.

Anpassung der Pflege an den körperlichen Gesundheitszustand

Einer der offensichtlichsten Aspekte der Anpassung der Pflege betrifft die **körperlichen Einschränkungen** des Patienten. Bei einem Patienten mit eingeschränkter Mobilität muss der Pflegende beispielsweise seine Vorgehensweise anpassen, um die Fortbewegung zu erleichtern und gleichzeitig die Selbstständigkeit des Patienten so weit wie möglich zu erhalten. Dies kann die Installation von Hilfsmitteln wie Stützstangen im Badezimmer oder die Verwendung eines Rollstuhls für die Fortbewegung beinhalten. Die Pflegekraft sollte auch dafür sorgen, dass das **Risiko** von Komplikationen, **die** mit Immobilität einhergehen, wie z. B. Druckgeschwüre, **vermieden** wird, indem sie dafür sorgt, dass der Patient regelmäßig die Position wechselt, oder indem sie Anti-Dekubitus-Kissen verwendet.

Bei der Pflege im Zusammenhang mit der Ernährung muss die Pflegekraft auch die Mahlzeiten an die **besonderen Ernährungsbedürfnisse** des Patienten anpassen. Bei Patienten mit Schluckbeschwerden (Dysphagie) beispielsweise müssen die Mahlzeiten zur Vermeidung von Erstickungsgefahr mit geeigneteren Texturen wie Pürees oder gemischten Lebensmitteln umgestellt werden. Ebenso muss die Pflegekraft bei Patienten mit Diabetes darauf achten, dass ihre Ernährung entsprechend ihrem Blutzuckerbedarf kontrolliert wird. Da jeder Patient einzigartige Ernährungsbedürfnisse hat, ist es wichtig, mit Diätassistenten und Ärzten zusammenzuarbeiten, um die Nahrungsaufnahme entsprechend den medizinischen Empfehlungen anzupassen.

Anpassung der Pflege an den emotionalen und psychologischen Zustand

Auch der emotionale Zustand des Patienten hat einen starken Einfluss darauf, wie die Pflege angepasst werden muss. Manche Patienten fühlen sich angesichts ihres Zustands **ängstlich, deprimiert oder hilflos**, und diese Ängste können ihre Fähigkeit zur Kooperation oder zur Einhaltung der Behandlung beeinträchtigen. Die Pflegekraft sollte nicht nur körperliche Pflege leisten, sondern auch **psychologische** und emotionale **Unterstützung** bieten, indem sie ein offenes Ohr für die Sorgen des Patienten hat und sich die Zeit nimmt, jeden Schritt der Pflege zu erklären, um den Patienten zu beruhigen. Ein Patient, der sich verstanden und respektiert fühlt, ist eher bereit, sich aktiv an seiner Pflege zu beteiligen.

Die Pflege muss auch die **schwankenden Stimmungen** einiger Patienten berücksichtigen, insbesondere derjenigen, die an psychiatrischen Störungen, Demenz oder neurodegenerativen Erkrankungen leiden. Beispielsweise können Patienten mit Alzheimer-Krankheit in bestimmten Situationen unruhig oder verwirrt werden. Die Pflegekraft muss in der Lage sein, solche Stressmomente zu erkennen und ihre Vorgehensweise anzupassen, um den Patienten zu beruhigen, indem sie sanfte Kommunikationstechniken anwendet oder die Umgebung so verändert, dass sie beruhigender wirkt.

Kulturelle und persönliche Vorlieben respektieren

Ein weiterer wichtiger Aspekt der angepassten Pflege ist die **Achtung der kulturellen, religiösen und persönlichen Überzeugungen des** Patienten. Jeder Mensch hat Werte und Traditionen, die sich auf die Art und Weise auswirken, wie er gepflegt werden möchte. Es ist daher von entscheidender Bedeutung, dass die Pflegekraft auf diese Aspekte achtet, um eine Pflege zu bieten, die die Identität des Patienten respektiert.

Beispielsweise können einige Patienten aufgrund ihrer Religion Ernährungseinschränkungen haben, wie z. B. das Meiden bestimmter Fleischsorten oder das Fasten zu bestimmten Zeiten. Die Pflegekraft sollte sich dieser Praktiken bewusst sein und sich bemühen, diese Entscheidungen zu respektieren und gleichzeitig sicherzustellen, dass die Ernährungsbedürfnisse gedeckt sind. Ebenso können manche Patienten Vorlieben in Bezug auf die Körperpflege haben, z. B. wie sie gekleidet sein möchten oder wann und wie oft sie baden möchten. Die Pflegekraft sollte flexibel sein und diese Vorlieben berücksichtigen, um das Pflegeerlebnis zu verbessern und das Vertrauen zwischen dem Patienten und dem Pflegeteam zu stärken.

Die Autonomie des Patienten fördern

Eines der wichtigsten Ziele der angepassten Pflege ist es, **die Autonomie** des Patienten so weit wie möglich zu **erhalten und zu fördern**. Die Pflegekraft muss ein Gleichgewicht finden zwischen der Bereitstellung angemessener Unterstützung und der Ermutigung des Patienten, sich entsprechend seinen Fähigkeiten aktiv an der Pflege zu beteiligen. Bei einem Patienten, der sich beispielsweise nach einer Operation in der Rehabilitation befindet, kann es wichtig sein, ihm beim Aufstehen und Gehen zu helfen und ihn gleichzeitig schrittweise zu größerer Unabhängigkeit zu führen. Jede kleine selbstständige Handlung, sei es das selbstständige Anziehen oder das selbstständige Einnehmen von Mahlzeiten, trägt dazu bei, das Selbstvertrauen des Patienten zu stärken und sein allgemeines Wohlbefinden zu verbessern.

Es ist auch entscheidend, dass die **an der Palliativversorgung beteiligte** Pflegekraft den Wunsch des Patienten nach einem Lebensende respektiert. Manche Patienten ziehen es vor, medizinische Interventionen einzuschränken, um sich auf ihr Wohlbefinden zu konzentrieren. Der Pflegende muss in der Lage sein, diese Entscheidungen zu begleiten, indem er die Pflege anpasst, um Schmerzen und Symptome zu lindern und gleichzeitig den Willen des Patienten und seiner Familie zu respektieren.

- Ermutigung zur selbstständigen Betreuung des Patienten zu Hause: Langzeitbeobachtung der Behandlung

Die Förderung der Selbstversorgung des Patienten zu Hause ist ein wesentlicher Schritt, um den langfristigen Erfolg der Behandlung zu gewährleisten. Wenn der Patient in seine eigene Versorgung einbezogen wird, wird er aktiver und übernimmt mehr Verantwortung für seine Gesundheit, was zu einer besseren Therapietreue, größerer Autonomie und häufig auch zu besseren medizinischen Ergebnissen führt. Die Pflegekraft spielt in diesem Ansatz eine zentrale Rolle, indem sie dem Patienten die notwendigen Hilfsmittel, Informationen und Unterstützung bietet, damit er seine Behandlung selbstständig durchführen kann, während er gleichzeitig mit dem medizinischen Team in Verbindung bleibt.

Bedeutung der Selbstständigkeit bei der Überwachung der Behandlung

Die **selbstständige** Betreuung zu Hause ermöglicht es dem Patienten, seine Krankheit besser zu verstehen, Anzeichen einer Verschlechterung zu erkennen und sein Verhalten anzupassen, um seine Gesundheit auf einem optimalen Niveau zu halten. Indem der Patient seine Behandlung täglich verwaltet, wird ihm bewusster, wie wichtig es ist, die ärztlichen Empfehlungen zu befolgen, seine Medikamente regelmäßig einzunehmen und Lebensgewohnheiten zu pflegen, die sein Wohlbefinden fördern. Dies ist besonders wichtig bei chronischen Erkrankungen wie Diabetes, Bluthochdruck, Schlafstörungen oder Atemwegserkrankungen, bei denen eine langfristige Betreuung von entscheidender Bedeutung ist.

Wenn der Patient zur Selbstständigkeit ermutigt wird, kann er auch Komplikationen besser vorhersehen und ihnen vorbeugen. Beispielsweise kann ein Schlafapnoe-Patient, der zu Hause ein

Gerät zur kontinuierlichen Überdruckbeatmung (CPAP) verwendet, lernen, den Zustand des Geräts regelmäßig zu überprüfen, den Druck nach Bedarf einzustellen und Fehlfunktionen zu melden. Die Pflegekraft muss daher dafür sorgen, dass der Patient ein klares Verständnis von seiner Behandlung und den täglichen Maßnahmen hat.

Die Rolle der Pflegekraft in der häuslichen Betreuung

Die Rolle der Pflegekraft bei der Förderung der Selbstversorgung beruht auf mehreren Achsen: **Aufklärung, praktische Unterstützung** und **regelmäßige Nachsorge**. Diese Maßnahmen helfen dem Patienten, Vertrauen in seine Fähigkeit zu haben, seine Behandlung zu bewältigen und die Verbindung zum Gesundheitssystem aufrechtzuerhalten.

Patientenaufklärung und -schulung

Der erste Schritt zur Förderung der Selbstständigkeit ist die **Aufklärung des Patienten** über seine Krankheit, seine Behandlung und die Strategien, die er zur Bewältigung seines Gesundheitszustands anwenden kann. Diese Aufklärung muss auf den einzelnen Patienten zugeschnitten sein, je nach seinem Verständnisniveau, seinen kognitiven Fähigkeiten und seinem Lebensumfeld. Beispielsweise könnte ein älterer Patient ausführlichere und wiederholte Erklärungen benötigen, während ein jüngerer oder technisch versierterer Patient in der Verwendung von Apps oder vernetzten Geräten zur Überwachung seiner Behandlung geschult werden könnte.

Die Pflegekraft sollte dafür sorgen, dass der Patient versteht, wie **seine Behandlung funktioniert**. Dazu können praktische Demonstrationen zur Verwendung medizinischer Geräte (wie CPAP, Inhalatoren oder Insulininjektionsgeräte) gehören, die Erklärung, wie wichtig es ist, Medikamente zu bestimmten Tageszeiten einzunehmen, oder Ratschläge zur Überwachung von

Vitalparametern zu Hause, wie Blutdruck oder Blutzucker. Bei einem Patienten mit Diabetes kann die Pflegekraft beispielsweise vermitteln, wie man den Blutzuckerspiegel überwacht, die Ernährung entsprechend anpasst und auf Hypoglykämien reagiert.

Praktische Unterstützung und Ermutigung

Neben der Aufklärung sollte die Pflegekraft auch **praktische Unterstützung** leisten, um dem Patient zu helfen, Hindernisse zu überwinden, die ihm beim Umgang mit seiner Behandlung begegnen könnten. Dazu gehören Ratschläge zur Organisation der Medikamenteneinnahme (z. B. durch die Verwendung von Pillenboxen oder telefonischen Erinnerungen) oder Tipps zur Erleichterung der Schaffung eines Lebensumfelds, das die Selbstständigkeit unterstützt (z. B. die Installation von Sicherheitsvorrichtungen im Badezimmer, um Stürze zu vermeiden).

Die **Pflegekraft** sollte auch **das Engagement des Patienten** für das Management seiner Behandlung **fördern,** indem sie ihn für seine Bemühungen lobt und ihm zeigt, dass seine Handlungen einen positiven Einfluss auf seine Gesundheit haben. Positive Verstärkung hilft, die Motivation des Patienten zu stärken und eine bessere langfristige Compliance zu fördern. Es kann hilfreich sein, mit dem Patienten **realistische und messbare Ziele** zu vereinbaren, z. B. die Verbesserung der Essgewohnheiten, die Einhaltung der Einnahmezeiten von Medikamenten oder regelmäßige körperliche Betätigung, die seinen Fähigkeiten entspricht. Diese Ziele geben dem Patienten konkrete Anhaltspunkte und Möglichkeiten, seine Fortschritte zu messen.

Regelmäßige Überwachung und Anpassung der Behandlung

Obwohl die Selbstständigkeit gefördert wird, ist eine **regelmäßige Betreuung** unerlässlich, um sicherzustellen, dass der Patient nicht auf unvorhergesehene Schwierigkeiten stößt. Die Pflegekraft sollte häufig mit dem Patienten in Kontakt sein, um zu überprüfen, ob die Behandlung problemlos verläuft, Fragen zu beantworten und die Pflege gegebenenfalls anzupassen. Wenn beispielsweise ein Patient mit Ateminsuffizienz zu Hause eine Sauerstofftherapie anwendet, muss der Pfleger sicherstellen, dass die Sauerstoffwerte richtig eingestellt sind und die Geräte in gutem Zustand sind.

Diese Nachsorge kann auch die **Koordination mit dem medizinischen Team** umfassen, insbesondere um zu beurteilen, ob die Behandlungen noch angemessen sind oder ob sie geändert werden müssen. In manchen Fällen bemerkt die Pflegekraft Anzeichen von Komplikationen (wie erhöhte Müdigkeit oder unkontrollierte Symptome), was eine Anpassung der Behandlung in Verbindung mit dem behandelnden Arzt erforderlich macht.

Stärkung der Bindung zu den Angehörigen

Die Pflegekraft sollte auch die Angehörigen des Patienten in den Prozess der Selbstversorgung einbeziehen, insbesondere wenn der Patient körperliche oder kognitive Einschränkungen hat. Die Angehörigen können eine wichtige Rolle dabei spielen, den Patienten bei seinen täglichen Aktivitäten zu unterstützen, auf Anzeichen einer Verschlechterung zu achten und bei Bedarf Hilfe zu leisten. Die Pflegekraft kann die Familienmitglieder darin schulen, wie sie den Patienten unterstützen können, ohne seine Selbstständigkeit zu beeinträchtigen, wie z. B. bei der Organisation der Mahlzeiten gemäß den Ernährungsempfehlungen zu helfen oder eine regelmäßige Pflegeroutine zu fördern.

Einsatz von Technologien für die häusliche Pflege

Technologie kann ein hervorragendes Mittel sein, um die Autonomie von Patienten zu Hause zu stärken. Es gibt zahlreiche Anwendungen und vernetzte Geräte, mit denen Patienten ihren Gesundheitszustand selbst überwachen und die Daten mit ihrem Pflegeteam teilen können. Die Pflegekraft kann den Patienten in diese Hilfsmittel einführen, z. B. in **Anwendungen zur Überwachung von Behandlungen**, in **Geräte zur**

Fernüberwachung (für Blutdruck, Herzfrequenz oder Schlaf) oder in **Anwendungen zur Erinnerung an Medikamente**. So kann der Patient mit dem Gesundheitspersonal in Verbindung bleiben, während er seine Behandlung weiterhin selbstständig verwaltet.

Kapitel 7

Technologische Innovationen und die Zukunft der Schlafmedizin

- Neue Technologien für die Schlafdiagnostik: Tragbare Monitore und angeschlossene Geräte

Neue Technologien für die Schlafdiagnostik, insbesondere **tragbare Monitore** und **vernetzte Geräte**, stellen einen großen Fortschritt bei der Beurteilung und Behandlung von Schlafstörungen dar. Diese Innovationen bieten zugänglichere und weniger belastende Lösungen für die Patienten und ermöglichen eine detaillierte und genaue Datenerfassung. Dank dieser Technologien ist es nun möglich, den Schlaf zu Hause kontinuierlich zu überwachen, ohne die Einschränkungen einer klinischen Umgebung, und somit eine Diagnose zu bieten, die näher an den tatsächlichen Schlafbedingungen liegt. Die Pflegekraft als wichtiges Bindeglied zwischen Technologie und Patient spielt eine Schlüsselrolle bei der Aufklärung über die Verwendung dieser Geräte, indem sie sicherstellt, dass der Patient ihre Funktionsweise versteht und dass die Ergebnisse in die Gesamtbehandlung einfließen.

Tragbare Monitore: Eine Alternative zur klassischen Polysomnographie

Die **Polysomnografie** ist nach wie vor die Standarduntersuchung zur Diagnose von Schlafstörungen wie obstruktiver Apnoe, Schlaflosigkeit oder Narkolepsie. Diese Untersuchung erfordert eine Laboraufzeichnung, die für die Patienten oft belastend ist, da am ganzen Körper Elektroden und Sensoren angebracht werden, um die Schlafzyklen, die Gehirnaktivität, die Atmung und den Herzrhythmus zu überwachen. Mit dem Aufkommen **tragbarer Monitore** ist es nun jedoch möglich, Schlaftests bequem von zu Hause aus durchzuführen und dabei zuverlässige und umfassende Daten zu erhalten.

Tragbare Monitore, auch **ambulante Polysomnographen** genannt, sind leichte, nichtinvasive Geräte, die während des Schlafs verschiedene physiologische Parameter messen, wie z. B. Atemfluss, Sauerstoffsättigung, Herzfrequenz, Bewegungen und manchmal sogar Gehirnwellen. Mit diesen Geräten können

Störungen wie Schlafapnoe diagnostiziert werden, indem Informationen über nächtliche Atemstillstände erfasst werden, ohne dass eine Nacht in einer Schlafklinik verbracht werden muss.

Die Pflegekraft muss dafür sorgen, dass der Patient **die Funktionsweise dieser Geräte versteht**, insbesondere wie sie richtig angebracht werden (z. B. die Sensoren am Finger anbringen, um die Sauerstoffsättigung zu messen, oder die Gurte anpassen, um die Atmung aufzuzeichnen). Unterstützung ist auch erforderlich, um sicherzustellen, dass die Ergebnisse zur weiteren Analyse an den Arzt oder das Schlafzentrum weitergeleitet werden.

Verbundene Geräte: Überwachung in Echtzeit

Vernetzte Schlafgeräte wie intelligente Armbänder oder Uhren, Schlafüberwachungsringe und intelligente Matratzen haben die Art und Weise, wie wir unseren Schlaf täglich überwachen, verändert. Diese Technologien nutzen integrierte Sensoren, um Daten über Herzfrequenz, Herzfrequenzvariabilität, Bewegungen, Körpertemperatur und in einigen Fällen auch über die Sauerstoffsättigung zu sammeln. Diese Geräte sind häufig mit mobilen Anwendungen verbunden, die unmittelbares Feedback zur Schlafqualität, zu den Schlafphasen (Leicht-, Tief- und -REM Schlaf) sowie Vorschläge zur Verbesserung der Schlafhygiene liefern.

Einer der großen Vorteile dieser vernetzten Geräte ist ihre Fähigkeit, **eine kontinuierliche Überwachung in Echtzeit zu bieten**, sodass die Entwicklung von Schlafstörungen über mehrere Nächte hinweg verfolgt werden kann. Diese **langfristige** Datenerfassung ermöglicht einen genaueren Einblick in die Schlafgewohnheiten und die Bewertung der Wirksamkeit von Behandlungen, insbesondere bei der Verwendung eines CPAP-Geräts zur Behandlung von Schlafapnoe. Beispielsweise können einige Apps die Nutzer warnen, wenn die Beatmungsmaske undicht ist oder der Luftdruck nicht ausreicht, sodass schnell Anpassungen vorgenommen werden können.

Diese Technologien bieten auch die Möglichkeit, **Daten** in Echtzeit **mit medizinischem Fachpersonal auszutauschen**. Dadurch kann das Gesundheitsteam die Behandlungen aus der Ferne anpassen, ohne dass häufige physische Besuche erforderlich sind. Die Pflegekraft spielt eine wichtige Rolle dabei, den Patienten bei der Nutzung dieser Technologien zu unterstützen, indem sie dafür sorgt, dass der Patient die Ergebnisse richtig interpretieren kann und bei abnormalen Ergebnissen eine medizinische Fachkraft konsultiert.

Nutzen von Technologien für die Heimdiagnostik

Tragbare Monitore und vernetzte Geräte haben mehrere **Vorteile** für die Patienten. Zunächst einmal verringern diese Geräte die Notwendigkeit, spezialisierte Zentren aufzusuchen, was besonders für Patienten, die weit entfernt von Schlafkliniken leben oder in ihrer Mobilität eingeschränkt sind, von Vorteil ist. Außerdem ermöglichen sie **nicht-invasive Untersuchungen** und sind bequemer, da die Patienten in ihrem eigenen Bett schlafen können, ohne durch eine medizinisch betreute Umgebung gestört zu werden.

Außerdem liefern die **über mehrere Nächte gesammelten Daten** eine genauere Einschätzung der Schlafstörungen als die **Daten**, die in einer einzigen Nacht im Labor gewonnen wurden. Einige Schlafstörungen, wie z. B. Schlaflosigkeit, reagieren empfindlich auf die Umgebung. Eine Nacht in einem Schlaflabor zu verbringen, spiegelt möglicherweise nicht die üblichen Schlafgewohnheiten des Patienten wider. Mit tragbaren Monitoren können Patienten über mehrere Tage hinweg überwacht werden, was einen repräsentativeren Einblick in ihre Schlafzyklen ermöglicht.

Schließlich ist auch die **präventive Dimension** der vernetzten Geräte bemerkenswert. Indem sie eine kontinuierliche

Überwachung ermöglichen, können sie dazu beitragen, Schlafanomalien oder Anzeichen einer Verschlimmerung einer Störung frühzeitig zu erkennen. Beispielsweise kann ein verbundenes Gerät bei einer Verschlechterung der Atmungsparameter bei einem Patienten mit Schlafapnoe alarmieren, wodurch schnell gehandelt und schwerwiegende Komplikationen vermieden werden können.

Grenzen und Herausforderungen

Trotz ihrer vielen Vorteile haben die Technologien für die häusliche Schlafdiagnostik auch ihre **Grenzen**. Tragbare Monitore liefern nicht so viele Details wie die Polysomnographie im Labor, insbesondere was die Schlafstadien und die Gehirnaktivität betrifft. Daher eignen sie sich vor allem für **spezifische Störungen** wie Schlafapnoe, reichen aber möglicherweise nicht aus, um komplexere Krankheitsbilder wie Narkolepsie oder bestimmte Bewegungsstörungen im Schlaf zu diagnostizieren.

Außerdem liefern vernetzte Geräte zwar nützliche Informationen über die Schlafqualität, **die Interpretation der Daten** sollte jedoch mit Vorsicht erfolgen. Mobile Anwendungen können den Eindruck einer Selbstdiagnose erwecken, aber die Ergebnisse sollten immer mit einem Gesundheitsexperten besprochen werden, um Fehlinterpretationen oder unnötige Sorgen zu vermeiden.

Der Pfleger spielt daher eine Schlüsselrolle bei **der Aufklärung der Patienten**, indem er dafür sorgt, dass sie den Umfang und die Grenzen der von diesen Geräten gelieferten Informationen verstehen. Er sollte die Patienten auch dazu anhalten, regelmäßig ihren Arzt aufzusuchen, damit dieser die Ergebnisse richtig interpretiert und die Behandlung gegebenenfalls anpasst.

- Die Zukunft der Behandlung von Schlafstörungen

Die Zukunft der Behandlung von Schlafstörungen sieht vielversprechend aus, da neue Ansätze und technologische Innovationen entwickelt werden. Fortschritte in der Neurobiologie, vernetzte Geräte und personalisierte Medizin ebnen den Weg für wirksamere, weniger belastende Behandlungen, die besser auf die spezifischen Bedürfnisse der einzelnen Patienten zugeschnitten sind. Schlafstörungen wie obstruktive Apnoe, Schlaflosigkeit, Narkolepsie und das Restless-Legs-Syndrom haben große Auswirkungen auf die körperliche und geistige Gesundheit, und die Forschung in diesem Bereich zielt nicht nur darauf ab, die Lebensqualität der Patienten zu verbessern, sondern auch die mit diesen Störungen verbundenen langfristigen Komplikationen zu verhindern.

Die Personalisierung der Behandlung

Einer der Schlüsselaspekte für die Zukunft der Behandlung von Schlafstörungen liegt in der **Individualisierung der Pflege**. Jeder Patient ist einzigartig, und standardisierte Therapien sind nicht immer für jeden geeignet. Mit den Fortschritten in der **personalisierten Medizin** wird es möglich, die Therapien auf das genetische Profil, die Biomarker und die individuellen Merkmale der Patienten abzustimmen.

Bei der **obstruktiven Schlafapnoe** beispielsweise könnte man, anstatt allen Patienten eine Standardtherapie wie CPAP (Continuous Positive Airway Pressure Ventilation) anzubieten, bei künftigen Therapien spezifische Faktoren wie die Morphologie der Atemwege, die Schlafgewohnheiten und den Schweregrad der Apnoen mit einbeziehen. Einige Patienten könnten von verstellbaren Geräten für zu Hause profitieren, die den Luftdruck automatisch an die nächtlichen Bedürfnisse des Patienten anpassen, wodurch die Anwendung langfristig komfortabler und verträglicher wird.

Auch bei der Behandlung von **Schlaflosigkeit** geht der Trend dahin, die kognitive Verhaltenstherapie (KVT) mit stärker individualisierten Ansätzen zu integrieren, die auf den Lebensgewohnheiten und psychologischen Besonderheiten der Patienten basieren. Die **digitalisierte kognitive Verhaltenstherapie**, die über Apps oder Online-Programme angeboten wird, ermöglicht den Patienten eine individuelle Betreuung, ohne dass häufige physische Besuche erforderlich sind.

Neue pharmakologische Therapien

Im Bereich der Pharmakologie werden ebenfalls neue Behandlungsmethoden für Schlafstörungen entwickelt. Die **derzeitigen** Medikamente wie Schlafmittel, Anxiolytika oder Stimulanzien sind zwar kurzfristig wirksam, bergen jedoch das Risiko erheblicher Nebenwirkungen wie Abhängigkeit oder Störungen der natürlichen Schlafzyklen. Die Zukunft der medikamentösen Behandlung konzentriert sich auf die **Entwicklung gezielterer Moleküle**, die an bestimmten Rezeptoren im Gehirn ansetzen und so den Schlaf-Wach-Zyklus regulieren, ohne die Nebenwirkungen der herkömmlichen Medikamente.

Einer der vielversprechendsten Ansätze betrifft die Entwicklung von Medikamenten, die auf **schlafspezifische Neurotransmitter** wie das Hormon **Orexin (oder Hypocretin)** einwirken, das die Wachheit reguliert. Für Patienten mit **Narkolepsie**, bei denen häufig ein Orexin-Mangel beobachtet wird, sind bereits Medikamente verfügbar, die die Rezeptoren für dieses Hormon blockieren, wie z. B. **Suvorexant**, und andere, noch wirksamere Medikamente werden derzeit untersucht. Diese Behandlungen könnten auch bei Schlafstörungen im Zusammenhang mit chronischer Schlaflosigkeit eingesetzt werden, indem sie helfen, die Schlafzyklen wiederherzustellen, ohne eine übermäßige Sedierung zu verursachen.

Fortschritte in der Forschung zu **Schlafhormonen** wie Melatonin eröffnen ebenfalls neue Perspektiven. Verbesserte Formen von Melatonin mit längerer Freisetzung oder Formulierungen, die spezifischer auf die individuellen Bedürfnisse zugeschnitten sind, ermöglichen die Behandlung von Störungen des zirkadianen Rhythmus, wie sie bei Nachtarbeitern oder Menschen mit Zeitverschiebungen (Jet-Lag) auftreten.

Der Aufstieg von vernetzten Geräten und tragbaren Technologien

Vernetzte Technologien und **tragbare Geräte** werden auch in Zukunft eine entscheidende Rolle bei der Behandlung von Schlafstörungen spielen. Mit der zunehmenden Verbreitung von vernetzten Gegenständen wie Smartwatches und Schlafüberwachungsgeräten sind die Patienten zunehmend in der Lage, ihre Schlafqualität in Echtzeit zu verfolgen und ihre nächtlichen Gewohnheiten besser zu verstehen.

Diese mit hochentwickelten Sensoren ausgestatteten Geräte messen die Herzfrequenz, die Herzfrequenzvariabilität, die Körperbewegungen und manchmal sogar die Sauerstoffsättigung. In Zukunft könnten diese Technologien mit **Algorithmen der künstlichen Intelligenz** kombiniert werden, die präzise Muster erkennen und das Auftreten von Schlafstörungen vorhersagen können, bevor sie klinisch relevant werden. Dies würde den Patienten eine proaktive und präventive Behandlung bieten, indem sie ihre Routinen oder Behandlungen auf der Grundlage der gesammelten Daten anpassen.

Darüber hinaus könnten diese vernetzten Geräte dazu verwendet werden, **die Behandlung in Echtzeit** zu **personalisieren**. Beispielsweise könnte ein Patient mit Schlafapnoe ein Gerät verwenden, das den Luftdruck seines CPAP-Geräts entsprechend dem nächtlichen Atmungsbedarf regulieren kann. Diese automatisierten Anpassungen würden die Behandlung komfortabler machen und so die Patientenakzeptanz erhöhen.

Neuromodulatorische Therapien

Die Zukunft der Behandlung von Schlafstörungen könnte auch **neuromodulatorische** Ansätze umfassen, bei denen mithilfe nichtinvasiver Techniken bestimmte Bereiche des Gehirns stimuliert oder gehemmt werden, um Ungleichgewichte zu korrigieren, die den Schlafzyklus stören. Diese Technologien zielen darauf ab, die elektrische Aktivität des Gehirns direkt zu verändern, um einen natürlicheren Entspannungs- oder Schlafzustand herbeizuführen, ohne auf Medikamente zurückgreifen zu müssen.

Eine besonders vielversprechende Technik ist die **transkranielle Gleichstromstimulation (tDCS)**, bei der schwache elektrische Ströme verwendet werden, um die Aktivität von Neuronen in bestimmten Bereichen des Gehirns zu regulieren, die an der Schlafkontrolle beteiligt sind. Erste Versuche haben gezeigt, dass diese Technik bei der Behandlung von Störungen wie chronischer Schlaflosigkeit wirksam sein kann, indem sie das Einschlafen erleichtert und die Schlaftiefe verbessert. Derzeit wird erforscht, wie die Neuromodulation auch bei der Behandlung von Störungen wie Schlafapnoe oder periodischen Gliederbewegungen helfen könnte.

Parallel dazu ist die **Stimulation des Hypoglossus-Nervs** ein weiterer wichtiger Fortschritt bei der Behandlung der obstruktiven Schlafapnoe. Bei dieser Technik wird ein kleines Gerät implantiert, das den Nervus hypoglossus während des Schlafs stimuliert und so die Atemwege auf natürliche Weise offen hält. Dieser Ansatz kann eine Lösung für Patienten sein, die CPAP nicht vertragen, oder für Patienten, bei denen die Standardbehandlungen nicht wirksam sind.

Die wachsende Bedeutung von Telekonsultation und digitalen Therapien

Mit dem Aufschwung der digitalen Gesundheitstechnologien wird die Zukunft der Behandlung von Schlafstörungen eine zunehmende Integration von **Telekonsultationen** und **digitalen Therapien** mit sich bringen. Die COVID-19-Pandemie hat diesen Trend beschleunigt, und es ist heute üblich, dass Patienten Schlafspezialisten aus der Ferne konsultieren, um ihre Beschwerden zu beurteilen und ihre Behandlungen anzupassen.

Kognitive Verhaltenstherapien (CBT) online, die bereits zur Behandlung von Schlaflosigkeit eingesetzt werden, werden noch zugänglicher werden. Bei diesen Programmen können Patienten in ihrem eigenen Tempo Module mit interaktiven Sitzungen absolvieren, um ihre Schlafhygiene zu verbessern und zu lernen, mit Stress oder angstauslösenden Gedanken, die den Schlaf stören, umzugehen. Dieses Modell der Fernbetreuung ist besonders wirksam für Patienten, die in abgelegenen Gebieten leben oder Schwierigkeiten haben, ein Schlafzentrum zu erreichen.

- Die Rolle des Pflegehelfers bei der Anpassung an diese Neuerungen: Weiterbildung und Aktualisierung der Kompetenzen

Die Rolle der Pflegekraft bei der Anpassung an technologische und medizinische Innovationen ist entscheidender denn je. Mit dem Aufkommen neuer Technologien, vernetzter Geräte und personalisierter Behandlungen steht die Pflegekraft im Mittelpunkt dieses Wandels in der Pflege, da sie oft an vorderster Front steht, um die Patienten bei der Nutzung dieser Hilfsmittel zu unterstützen. Um in dieser Rolle wirksam und relevant zu bleiben, muss der Pflegehelfer jedoch einen Prozess der **ständigen Weiterbildung** und **Aktualisierung seiner Kompetenzen durchlaufen**. Diese Anpassung ermöglicht nicht nur eine qualitativ hochwertige Pflege, sondern stärkt auch das

Vertrauensverhältnis zu den Patienten, die Begleitung benötigen, um diese Innovationen zu verstehen und optimal zu nutzen.

Die Bedeutung von Weiterbildung

Innovationen im medizinischen Bereich, insbesondere im Hinblick auf Schlafstörungen und deren Behandlung, schreiten in rasantem Tempo voran. Die Pflegekraft muss sich daher **ständig weiterbilden**, um mit den neuesten Entwicklungen Schritt halten zu können. Dazu gehören Kenntnisse über neue Geräte zur Schlafdiagnostik, wie **tragbare Monitore** und **vernetzte Geräte**, sowie das Verständnis **neuer pharmakologischer Behandlungen** oder Technologien wie der Neuromodulation. Indem er sich über diese Entwicklungen auf dem Laufenden hält, ist der Pflegehelfer in der Lage, Patienten richtig zu informieren und zu schulen und gleichzeitig aktiv an der Umsetzung dieser Innovationen in der täglichen Pflege mitzuwirken.

Durch Fortbildungen können Pflegende **die technischen Aspekte** der neuen Technologien **beherrschen**, z. B. lernen sie, wie man Geräte zur Schlafüberwachung installiert und kalibriert, wie man die erzeugten Daten sammelt und interpretiert oder wie man dem Patienten erklärt, wie er seine Behandlung anhand der Ergebnisse anpassen kann. Ein gutes Verständnis dieser Instrumente ist entscheidend, um ihre Wirksamkeit zu gewährleisten und Patienten zu beruhigen, die möglicherweise vor der Verwendung komplexer Geräte zurückschrecken.

Darüber hinaus muss die Ausbildung **neue Pflegeprotokolle** abdecken, die mit dem Einsatz dieser Technologien verbunden sind. Beispielsweise muss die Pflegekraft bei der Behandlung von Schlafapnoe mit **kontinuierlicher Überdruckbeatmung (CPAP)** wissen, wie sie die neuesten Funktionen dieser Geräte nutzen kann, z. B. automatische Druckanpassungen oder Echtzeit-Tracking-Systeme. Dies ermöglicht eine individuellere und besser auf die Bedürfnisse der Patienten abgestimmte Pflege.

Entwicklung von Kommunikations- und pädagogischen Fähigkeiten

Neben den technischen Fähigkeiten müssen Pflegende auch ihre **kommunikativen** und **pädagogischen** Fähigkeiten weiterentwickeln, **um** den Patienten die Nutzung dieser Innovationen auf klare und verständliche Weise zu erklären. Diese Fähigkeiten sind entscheidend, damit die Patienten verstehen, wie sie ein vernetztes Gerät verwenden, eine Behandlung anpassen oder die Ergebnisse einer häuslichen Nachsorge interpretieren können. Die Rolle der Pflegekraft besteht nicht nur darin, zu zeigen, wie man ein Gerät benutzt, sondern auch darin, dafür zu sorgen, dass der Patient sich mit der Technologie **wohlfühlt**, weiß, wann und wie er um Hilfe bitten kann, und die gesundheitlichen Vorteile dieser Hilfsmittel versteht.

Die Pflegekraft muss auch wissen, wie sie ihre Ansprache an die **Bedürfnisse und Fähigkeiten** des Patienten anpassen kann. Ein älterer Patient oder ein Patient, der sich mit der Technik nicht wohlfühlt, benötigt beispielsweise möglicherweise mehr Zeit und Geduld, um die Bedienung eines tragbaren Geräts zu beherrschen. Die Pflegekraft sollte daher pädagogisch tätig werden, indem sie jeden Schritt der Bedienung aufschlüsselt, gegebenenfalls wiederholt und den Patienten ermutigt, Fragen zu stellen. Ebenso sollte die Pflegekraft bei Patienten mit kognitiven Störungen oder Demenz in der Lage sein, visuelle Hilfsmittel oder schriftliche Erinnerungen zu verwenden, um die Akzeptanz der neuen Technologien zu erleichtern.

Interprofessionelle Zusammenarbeit und Austausch von Fähigkeiten

Die Anpassung an Innovationen erfordert vom **Pflegehelfer** auch die Fähigkeit, **mit anderen Gesundheitsfachkräften zusammenzuarbeiten**. Neue Technologien, wie z. B. Geräte zur Fernüberwachung des Schlafs oder Anwendungen zur Fernüberwachung, erfordern oft eine enge Koordination zwischen

Ärzteteams, Gesundheitsingenieuren und Pflegekräften. Die Pflegekraft muss daher bereit sein, **Informationen** und Fähigkeiten mit anderen Fachkräften **auszutauschen**, um eine umfassende und effiziente Patientenversorgung zu gewährleisten.

Diese Zusammenarbeit ermöglicht es nicht nur, Daten von vernetzten Geräten auszutauschen, um die Behandlung anzupassen, sondern auch, die spezifischen Bedürfnisse der einzelnen Patienten zu besprechen. Beispielsweise könnte bei einer häuslichen Betreuung der Pfleger das medizinische Team alarmieren, wenn er Anomalien feststellt oder der Patient Schwierigkeiten bei der Nutzung seiner Geräte hat. Diese Teamarbeit gewährleistet eine **umfassende** und reaktionsschnellere **Betreuung** und stellt gleichzeitig sicher, dass die technologischen Innovationen in den Behandlungspfad integriert werden.

Berücksichtigen die Auswirkungen von Innovationen auf die Beziehung zwischen Pfleger und Patient

Die Einführung von Technologien in die Gesundheitsfürsorge kann bei Patienten mitunter **Vorbehalte** oder **Bedenken** hervorrufen, insbesondere wenn sie diese Neuerungen als unpersönlich oder zu komplex empfinden. Der Pfleger spielt als **Vertrauensperson** und Hauptansprechpartner des Patienten eine entscheidende Rolle bei der Begleitung dieser Veränderung. Er muss die Patienten beruhigen, indem er ihnen die Vorteile dieser Technologien erläutert und gleichzeitig ihre Zweifel oder Ängste berücksichtigt.

Indem sie den Schwerpunkt auf die **menschliche Dimension** der Pflege legt, trägt die Pflegekraft dazu bei, eine enge Beziehung zum Patienten aufrechtzuerhalten. Dieser einfühlsame Ansatz hilft, Widerstände gegen neue Technologien abzubauen und ein Umfeld zu schaffen, in dem sich der Patient verstanden und unterstützt fühlt. Indem der Pflegehelfer auf die Anliegen des

Patienten eingeht, kann er seine Betreuung auch an die Vorlieben des Einzelnen anpassen und ein ausgewogenes Verhältnis zwischen dem Einsatz von Technologien und dem menschlichen Kontakt herstellen.

Entwicklung von beruflicher Selbstständigkeit und Initiative

Um in einem sich ständig wandelnden Pflegeumfeld relevant zu bleiben, muss die Pflegekraft ihre **berufliche Autonomie** entwickeln und beim Erwerb neuer Kompetenzen die **Initiative** ergreifen. Das bedeutet, sich aktiv an **Weiterbildungsprogrammen** zu beteiligen, an **Workshops** teilzunehmen und sich über die neuesten technologischen und wissenschaftlichen Entwicklungen auf dem Laufenden zu halten. Dieser proaktive Ansatz ermöglicht es dem Pflegehelfer, die Bedürfnisse der Patienten zu antizipieren und innerhalb des Pflegeteams ein echter Innovationsträger zu sein.

Darüber hinaus muss der Pflegehelfer in der Lage sein, auf der Grundlage der verfügbaren Innovationen für jeden Patienten **passende Lösungen vorzuschlagen**. Beispielsweise kann er einem Patienten mit nächtlichen Atembeschwerden die Verwendung eines tragbaren Geräts vorschlagen oder einem Patienten, der unter Schlaflosigkeit leidet, die Verwendung einer Entspannungsanwendung empfehlen. Diese Fähigkeit, die Pflege durch Innovationen zu personalisieren, stärkt die Qualität der Pflege und verbessert die Wirksamkeit der Behandlungen.

Kapitel 8

Der Umgang mit Schmerzen und nächtlichen Beschwerden

- Schlafstörungen bei chronischen Schmerzen: Für manche Patienten eine Realität

Schlafstörungen im Zusammenhang mit chronischen Schmerzen sind eine komplexe und schwierige Realität für viele Patienten. Chronische Schmerzen, egal ob sie durch Muskel- oder Gelenkschmerzen, neuropathische Schmerzen oder durch Erkrankungen wie Osteoarthritis, Fibromyalgie oder entzündliche Erkrankungen verursacht werden, beeinträchtigen die Schlafqualität zutiefst. Die Beziehung zwischen Schmerz und Schlaf ist bidirektional: Schmerzen verhindern einen erholsamen Schlaf, während Schlafmangel die Schmerzwahrnehmung verschärft. Durch diese Wechselwirkung entsteht ein **Teufelskreis**, der die Lebensqualität der Patienten beeinträchtigt und die langfristige Schmerzbehandlung erschwert.

Die Auswirkungen chronischer Schmerzen auf den Schlaf

Patienten mit chronischen Schmerzen haben oft mit **häufigem Aufwachen**, Einschlafschwierigkeiten oder schlechter Schlafqualität zu kämpfen. Die Schmerzen, die sich im Liegen oder während der Ruhephase verstärken können, verhindern den Zugang zu den tiefen Schlafphasen, die für die körperliche und geistige Regeneration notwendig sind. Besonders häufig kommt es bei diesen Patienten zu einer Fragmentierung des Schlafs, so dass sie regelmäßig die Schlafposition wechseln müssen, um die Beschwerden zu lindern, ohne dass es ihnen gelingt, in einer kontinuierlichen Schlafphase zu bleiben.

Zu den häufigsten Schlafstörungen bei Patienten mit chronischen Schmerzen gehören **Schlaflosigkeit, nächtliches Aufwachen** und **übermäßige Tagesschläfrigkeit**. Infolgedessen wachen die Patienten oft müde und gereizt auf und empfinden ihre Schmerzen tagsüber als verstärkt. Tatsächlich haben Studien gezeigt, dass **Schlafmangel die Schmerzwahrnehmung beeinträchtigt**, indem er die Fähigkeit des Körpers zur Modulation von Schmerzsignalen verringert. Dieses Phänomen ist besonders ausgeprägt bei Zuständen wie Fibromyalgie, wo Schmerz und Schlafmangel eng miteinander verbunden sind.

Das **Restless-Legs-Syndrom** tritt auch häufig bei Patienten mit chronischen Schmerzen auf, insbesondere bei Erkrankungen wie rheumatoider Arthritis. Diese Störung führt zu unangenehmen Empfindungen in den unteren Gliedmaßen und einem unwiderstehlichen Bewegungsdrang, der ein schnelles Einschlafen verhindert und den Schlaf fragmentiert, wodurch Müdigkeit und Schmerzen noch stärker werden.

Der Teufelskreis aus Schmerz und Schlaf

Die Beziehung zwischen chronischen Schmerzen und Schlafstörungen bildet einen Teufelskreis, der nur schwer zu durchbrechen ist. Schmerzen stören den Schlaf, und **Schlafmangel** macht den Körper anfälliger für Schmerzen. Das liegt daran, dass die Tiefschlafphasen, insbesondere der tiefe **langsame** Schlaf, für die Regeneration des Gewebes und die Verringerung von Entzündungen entscheidend sind. Wenn diese Phasen fragmentiert oder verkürzt werden, kann sich der Körper nicht angemessen erholen, und die Schmerzen können sich verstärken.

Darüber hinaus beeinflusst Schlafentzug die **emotionale** und **kognitive Reaktion** auf Schmerzen. Ein müder Patient ist oft ängstlicher, reizbarer und weniger in der Lage, Schmerzen zu tolerieren. Diese Verschlimmerung des Schmerzes durch Müdigkeit und Angst erzeugt einen Zustand der Hypervigilanz, der den Patienten noch mehr am Einschlafen hindert und so den Teufelskreis verstärkt. Außerdem verringert die Tagesmüdigkeit die Fähigkeit zu körperlichen Aktivitäten, was die Muskeln schwächen, die Gelenke versteifen und die Schmerzen weiter verschlimmern kann.

Behandlung von Schlafstörungen bei chronischen Schmerzen

Die Behandlung von Schlafstörungen bei Patienten mit chronischen Schmerzen erfordert einen **ganzheitlichen** Ansatz, der sowohl die Schmerzen als auch die Schlafstörungen behandelt. Eines der wichtigsten Ziele ist es, den Teufelskreis zu durchbrechen, indem gleichzeitig die Schlafqualität verbessert und die Schmerzintensität verringert wird.

Umgang mit Schmerzen

Die Behandlung von Schmerzen ist der erste Schritt zur Verbesserung des Schlafs. Eine wirksame Schmerzbehandlung kann **Schmerzmittel**, **Entzündungshemmer**, **Muskelrelaxantien** oder spezielle Behandlungen für Erkrankungen wie Neuropathie (z. B. Antikonvulsiva oder trizyklische Antidepressiva) umfassen. Es ist jedoch entscheidend, **die Behandlungen** auf die Bedürfnisse des Patienten abzustimmen und die langfristige Anwendung von Medikamenten, die den Schlaf beeinträchtigen können, wie z. B. Opioide, **auf** ein Minimum zu beschränken.

Nicht-medikamentöse Ansätze wie **physikalische Therapien**, **Akupunktur** und **Entspannungstechniken**(Tiefenatmung, Achtsamkeitsmeditation usw.) können ebenfalls eingesetzt werden, um die Schmerzwahrnehmung zu verringern. **Physiotherapie** hilft beispielsweise, Muskelverspannungen zu lindern, die Muskeln zu stärken und die Beweglichkeit zu verbessern, was zu einer allmählichen Schmerzreduktion und einem besseren Schlaf führen kann.

Verbesserung der Schlafhygiene

Patienten mit chronischen Schmerzen sollten auch Empfehlungen zur Verbesserung ihrer **Schlafhygiene** befolgen. Dazu gehören regelmäßige Rituale vor dem Schlafengehen, wie z. B.

progressive Entspannung, und die Schaffung einer günstigen Schlafumgebung mit einem bequemen Bett, einer angenehmen Raumtemperatur und wenig Licht.

Die **Schlafposition** ist ein weiterer entscheidender Aspekt, den es zu berücksichtigen gilt. Patienten mit Muskel- und Skelettschmerzen wie Arthritis können von ergonomischen Kissen oder angepassten Matratzen profitieren, um den Druck auf die Gelenke zu verringern und die Schlafqualität zu verbessern. Es ist auch empfehlenswert, mit verschiedenen Schlafpositionen zu experimentieren, um diejenige zu finden, die am wenigsten schmerzhaft ist.

Behandlung von Schlafstörungen

Parallel zur Schmerzbehandlung ist es von entscheidender Bedeutung, die Schlafstörungen selbst zu behandeln. Die **kognitive Verhaltenstherapie (KVT)** bei Schlaflosigkeit ist ein anerkannter und wirksamer Ansatz, der dabei helfen kann, die negativen Gedanken und Verhaltensweisen im Zusammenhang mit dem Schlaf zu verändern. Insbesondere zielt die KVT darauf ab, die Art und Weise zu ändern, wie die Patienten Schmerzen wahrnehmen, und die Angst vor dem Schlaf zu verringern, indem sie ihnen Entspannungstechniken und Strategien beibringt, um sich beim Zubettgehen von den Schmerzen zu lösen.

Patienten mit **Restless-Legs-Syndrom** können von speziellen Behandlungen wie Dopaminagonisten oder Eisenpräparaten profitieren, wenn ein Mangel festgestellt wird. Bei obstruktiver Schlafapnoe, die häufig bei übergewichtigen Patienten oder Patienten mit chronischen Schmerzen **auftritt**, kann eine **CPAP-Behandlung** die Schlafqualität erheblich verbessern und damit auch die Schmerzwahrnehmung verringern.

Integrative und holistische Ansätze

In einem ganzheitlichen Ansatz spielt die **Stressbewältigung** eine zentrale Rolle bei der Verringerung von Schlafstörungen im

Zusammenhang mit chronischen Schmerzen. Patienten können von **Stressbewältigungstechniken** wie **Meditation**, **Achtsamkeitstraining** oder **therapeutischem Yoga** profitieren, die die geistige und körperliche Entspannung fördern. Durch die Linderung von Ängsten und den Abbau von Hypervigilanz helfen diese Praktiken, den Schlaf zu verbessern.

- Nicht-pharmakologische Techniken zur Schmerzlinderung in der Nacht : Anwendung für Pflegehelfer

pharmakologische-Nicht **Techniken** zur nächtlichen Schmerzlinderung sind für Patienten mit chronischen Schmerzen von großer Bedeutung, da sie die Schlafqualität verbessern können, ohne systematisch auf Medikamente zurückgreifen zu müssen. Für Pflegekräfte ist die Anwendung dieser Methoden ein ergänzender und wirksamer Ansatz, um Patienten bei der Bewältigung ihrer nächtlichen Schmerzen und der Wiederherstellung eines erholsamen Schlafs zu helfen. Diese Techniken sind nicht invasiv, oft einfach anzuwenden und können an die spezifischen Bedürfnisse jedes einzelnen Patienten angepasst werden. Ihr Ziel ist es, die Beschwerden zu verringern, die Entspannung zu verbessern und eine beruhigende Schlafumgebung zu fördern, während die mit pharmakologischen Behandlungen verbundenen Nebenwirkungen minimiert werden.

Entspannungstechniken und Stressbewältigung

Einer der häufigsten Ansätze zur nächtlichen Schmerzlinderung ist die Anwendung von **Entspannungstechniken**, die dabei helfen, Angst und schmerzbedingte Muskelverspannungen zu verringern. Hier sind einige Methoden, die der Pfleger lehren oder mit dem Patienten anwenden kann :

1. **Kontrollierte Tiefenatmung**: Bei dieser Technik wird langsam durch die Nase eingeatmet, wobei sich der Bauch aufbläht, und dann langsam durch den Mund ausgeatmet.

Die langsame Atmung hilft, das parasympathische System zu aktivieren, das die Entspannung fördert und die Schmerzwahrnehmung verringert. Die Pflegekraft kann den Patienten anleiten, diese Technik kurz vor dem Schlafengehen oder wenn er wegen der Schmerzen aufwacht, zu üben.

2. **Progressive** Muskelentspannung: Hierbei handelt es sich um eine einfache Methode, bei der verschiedene Muskelgruppen nach und nach angespannt und wieder entspannt werden, beginnend bei den Füßen bis hinauf zum Kopf. Diese Technik löst die im Körper angesammelten Spannungen, die oft für die Verschlimmerung von Schmerzen verantwortlich sind, insbesondere bei Muskel-Skelett-Erkrankungen. Die Pflegekraft kann den Patienten ermutigen, diese Entspannung einige Minuten vor dem Einschlafen zu praktizieren.

3. **Visualisierung**: Bei dieser Methode stellt man sich einen beruhigenden Ort oder eine Situation vor, z. B. eine Landschaft in der Natur, um die Aufmerksamkeit von den Schmerzen abzulenken. Indem der Geist auf positive und entspannende Bilder konzentriert wird, gelingt es dem Patienten, sich von seinen körperlichen Beschwerden zu lösen, was das Einschlafen erleichtert. Die Pflegekraft kann die Verwendung von Apps oder Audioguides vorschlagen, die dem Patienten helfen, die Visualisierung zu üben.

Die Anwendung von Hitze oder Kälte

Die Anwendung der **Wärmetherapie**, sei es durch Wärme oder Kälte, ist eine einfache und wirksame Technik zur Schmerzlinderung. Die Pflegekraft kann bei der Anwendung dieser Techniken helfen, um das Wohlbefinden des Patienten während der Nacht zu verbessern.

1. **Wärme**: Die Anwendung von örtlicher Wärme in Form von heißen Kompressen, Wärmflaschen oder Wärmepflastern ist besonders wirksam bei der Linderung von Muskel- und Gelenkschmerzen sowie Steifheit bei Arthrose. Die Wärme hilft, die Muskeln zu entspannen, den Blutfluss zu erhöhen und Muskelkrämpfe zu reduzieren. Die Pflegekraft sollte darauf achten, dass die Temperatur nicht zu hoch ist, um Verbrennungen zu vermeiden, und die Dauer der Anwendung anpassen (normalerweise 15-20 Minuten).

2. **Kälte**: Umgekehrt ist die Anwendung von Kälte in Form von Eisbeuteln oder kalten Kompressen wirksam bei der Linderung von entzündlichen Schmerzen und Schwellungen, insbesondere nach einer Verletzung oder bei Sehnenentzündungsschüben. Kälte hilft, den schmerzenden Bereich zu betäuben, Entzündungen zu hemmen und die Nervenleitung zu verlangsamen, was die Schmerzwahrnehmung verringert. Die Pflegekraft sollte darauf achten, dass die Kälte intermittierend (ca. 10-15 Minuten) und mit einer Schutzbarriere angewendet wird, um Kälteverbrennungen zu vermeiden.

Massagetechniken und Selbstmassage

Massagetechniken sind eine weitere nützliche nicht-pharmakologische Methode zur Linderung von Nachtschmerzen. Durch die Massage werden Muskelverspannungen abgebaut, die Blutzirkulation verbessert und ein allgemeines Entspannungsgefühl herbeigeführt. Als Pflegekraft kann man dem Patienten **Selbstmassagetechniken** beibringen, die er vor dem Schlafengehen selbst anwenden kann, oder eine leichte Massage durchführen, um die Entspannung zu fördern.

1. Massage **schmerzhafter** Bereiche: Bei Patienten mit chronischen Schmerzen in bestimmten Bereichen (Nacken, Rücken, Schultern) kann die Pflegekraft sanfte kreisende Bewegungen mit mäßigem Druck anbieten, um

die Muskeln zu lockern. Auch die Selbstmassage mit einem Massageball oder einer Schaumstoffrolle kann angeleitet werden, wodurch sich der Patient vor dem Schlafengehen entspannen kann.

2. **Verwendung von Cremes oder Gelen auf pflanzlicher Basis** : Bestimmte Produkte mit natürlichen Substanzen wie Arnika, Kampfer oder Pfefferminze können bei der Massage aufgetragen werden, um die schmerzstillende Wirkung zu verstärken und entzündliche Schmerzen zu lindern.

Verbesserung der Schlafumgebung

Ein wesentlicher Aspekt bei der Linderung von Schmerzen in der Nacht ist die **Schaffung einer schlaffördernden Umgebung**. Die Pflegekraft kann helfen, die Schlafbedingungen zu optimieren, indem sie bestimmte Elemente in der Umgebung des Patienten verändert.

1. **Wahl der Matratze und des Kissens**: Die Wahl einer geeigneten Matratze ist für Patienten mit chronischen Schmerzen, insbesondere für Arthrose- und Lumbalgiepatienten, von entscheidender Bedeutung. Eine zu feste oder zu weiche Matratze kann die Gelenk- und Muskelschmerzen verstärken. Die Pflegekraft kann ergonomische Matratzen oder spezielle Kissen empfehlen, um den Druck auf empfindliche Stellen wie Hüften und Schultern zu lindern.

2. **Schlafposition**: Die Pflegekraft sollte den Patienten dazu ermutigen, eine **Schlafposition** einzunehmen, die den Druck auf die schmerzenden Bereiche verringert. Beispielsweise kann das Schlafen auf dem Rücken mit einem Kissen unter den Knien Rückenschmerzen lindern, während das Schlafen auf der Seite mit einem Kissen zwischen den Knien die Spannung in den Hüften und Knien verringern kann.

3. **Schaffung einer ruhigen und entspannenden Umgebung** : Die Pflegekraft sollte auch dafür sorgen, dass das Zimmer des Patienten ein Ort der Entspannung ist, mit einer angenehmen Temperatur, gedämpftem Licht und wenig Lärm. Die Verwendung von ätherischen Ölen (Lavendel, Kamille) oder Diffusoren kann helfen, eine beruhigende Atmosphäre zu schaffen, die dem Schlaf förderlich ist.

Sanfte körperliche Aktivität fördern

Selbst moderate körperliche Aktivität ist eine wirksame Methode zur Schmerzlinderung, insbesondere durch die Verbesserung der **Gelenkbeweglichkeit** und die Stärkung der Muskeln. Allerdings ist es wichtig, dass Patienten mit chronischen Schmerzen Übungen anwenden, die ihren Fähigkeiten entsprechen, und vor dem Schlafengehen zu intensive Aktivitäten vermeiden. Die Pflegekraft kann den Patienten ermutigen, vor dem Schlafengehen **sanfte Übungen** wie Stretching, Yoga oder Entspannungsübungen zu machen, um den Körper zu entspannen.

Emotionale Unterstützung und kognitiv-behaviorale Techniken

Die Pflegekraft hat auch eine Rolle bei der Bewältigung der **emotionalen** Aspekte **des Schmerzes** zu spielen. Chronische Schmerzen können zu Angst, Stress oder Depressionen führen, die die Schmerzwahrnehmung verschärfen und den Schlaf behindern. Die Pflegekraft kann einfache **kognitive Verhaltenstechniken** anbieten, wie z. B. die Umstrukturierung negativer schmerzbezogener Gedanken, um dem Patienten zu helfen, besser mit nächtlichen Ängsten umzugehen.

- Gebrauch von Schmerz- und Beruhigungsmedikamenten: Auf Nebenwirkungen achten

Die Verwendung von schmerzstillenden und sedierenden Medikamenten ist bei der Behandlung von Schmerzen und Schlafstörungen üblich, insbesondere bei Patienten mit chronischen Schmerzen oder schweren Schlafstörungen. Diese Medikamente sind zwar wirksam bei der Schmerzlinderung und erleichtern das Einschlafen, erfordern aber aufgrund der potenziell schwerwiegenden Nebenwirkungen, die sie hervorrufen können, eine **genaue Überwachung**. Die Pflegekraft spielt eine Schlüsselrolle bei der Überwachung dieser Nebenwirkungen, indem sie auf Anzeichen von Komplikationen achtet, den Patienten über den angemessenen Gebrauch der Medikamente aufklärt und sicherstellt, dass diese immer angemessen und sicher verwendet werden.

Analgetika: Schmerzlinderung mit Bedacht

Schmerzmittel wie nichtsteroidale Antirheumatika (NSAR), Opioide und nichtopioide Schmerzmittel (wie Paracetamol) werden häufig zur Schmerzlinderung verschrieben, insbesondere bei Patienten mit chronischen Erkrankungen wie Arthritis, neuropathischen Schmerzen oder postoperativen Schmerzen. Obwohl diese Medikamente für die Verbesserung der Lebensqualität der Patienten unerlässlich sind, können sie erhebliche Nebenwirkungen haben, insbesondere wenn sie über lange Zeiträume oder in hohen Dosen eingenommen werden.

Nichtsteroidale entzündungshemmende Medikamente (NSAIDs)

NSAR wie Ibuprofen, Naproxen oder Diclofenac werden häufig zur Behandlung von Entzündungs- und Gelenkschmerzen eingesetzt. Ihre langfristige Anwendung kann jedoch zu gastrointestinalen **Nebenwirkungen** (Geschwüre, Blutungen, Bauchschmerzen), **Nierenkomplikationen** und einem erhöhten Risiko für Herz-Kreislauf-Ereignisse führen, insbesondere bei Risikopatienten.

Die Pflegekraft sollte bei Patienten, die NSAR einnehmen, auf **Warnsymptome** achten, wie z. B. Bauchschmerzen, Bluterbrechen, schwarzer Stuhl, Ödeme oder eine verminderte Harnflussrate. Bei Anzeichen von Komplikationen ist es unbedingt erforderlich, den Arzt zu kontaktieren, um die Behandlung neu zu bewerten. Es ist auch wichtig, dem Patienten zu erklären, wie wichtig es ist, **die NSAR mit Nahrung einzunehmen**, um Magenreizungen zu verringern, und die verschriebene Dosierung nicht zu überschreiten.

Opioide

Opioide wie Morphin, Fentanyl, Tramadol oder Oxycodon werden nur bei starken Schmerzen eingesetzt, die auf andere Behandlungen nicht ansprechen. Sie sind zwar sehr wirksam bei der Schmerzlinderung, bergen aber ein hohes Risiko der **Abhängigkeit, Toleranz** (Notwendigkeit, die Dosis zu erhöhen, um die gleiche Wirkung zu erzielen) und **Atemdepression** (gefährliche Verringerung der Atemfrequenz).

Die Pflegekraft sollte Patienten, die Opioide einnehmen, auf **Anzeichen einer Überdosierung** wie übermäßige Schläfrigkeit, Atembeschwerden, Verwirrtheit oder Bewusstseinsverlust überwachen. Da **Verstopfung** eine sehr häufige Nebenwirkung von Opioiden ist, sollten unbedingt Maßnahmen zu ihrer Vermeidung empfohlen werden, z. B. eine erhöhte Aufnahme von Ballaststoffen und Wasser oder ggf. der Einsatz von Abführmitteln.

Die Wachsamkeit der Pflegekraft ist ebenfalls entscheidend, um einer **Abhängigkeit** vorzubeugen. Es ist wichtig, darauf zu achten, dass die Opioide genau wie verordnet eingenommen werden, und eine Dosisanpassung ohne Rücksprache mit dem Arzt zu vermeiden. Wenn Anzeichen von Abhängigkeit oder Toleranz auftreten, sollte die Pflegekraft sofort das medizinische Team informieren, damit eine Anpassung der Behandlung oder ein Wechsel zu anderen Behandlungsmöglichkeiten in Betracht gezogen werden kann.

Beruhigungsmittel: Den Schlaf vorsichtig regulieren

Beruhigungsmittel wie Benzodiazepine (Diazepam, Lorazepam, Clonazepam), Hypnotika (Zolpidem, Zopiclon) und Antihistaminika werden häufig zur Behandlung von Schlaflosigkeit oder zur Förderung der Entspannung bei Patienten mit Angst- oder Schmerzstörungen verschrieben. Diese Medikamente helfen durch die Dämpfung des zentralen Nervensystems, Schlaf herbeizuführen oder nächtliche Unruhe zu reduzieren, aber ihre Anwendung kann zu einer Reihe von Nebenwirkungen führen, insbesondere bei älteren Menschen oder anfälligen Patienten.

Benzodiazepine und Hypnotika

Benzodiazepine und Hypnotika sind sehr wirksam, um das Einschlafen zu erleichtern. Sie können jedoch zu **Tagesschläfrigkeit, Desorientierung, Gedächtnisstörungen** und einer **Beeinträchtigung der kognitiven Fähigkeiten** führen, was das Risiko von Stürzen, insbesondere bei älteren Menschen, erhöht. Diese Medikamente können auch zu **Abhängigkeit** und Entzugserscheinungen führen, wenn sie abrupt abgesetzt werden, wie z. B. Angstzustände, Rebound-Schlaflosigkeit oder Krampfanfälle.

Die Pflegekraft sollte bei sedierten Patienten auf Anzeichen von Verwirrung, kognitiven Störungen oder Unausgeglichenheit achten. Um diese Effekte zu begrenzen, wird empfohlen, nach dem Prinzip der **niedrigsten wirksamen Dosis** zu verfahren, d. h. die kleinstmögliche Dosis über die kürzeste Zeit einzunehmen. Die Pflegekraft sollte darauf achten, dass der Patient die Medikamente nur bei Bedarf einnimmt und die Anwendung nicht über das vorgeschriebene Maß hinaus verlängert.

Sedierende Antihistaminika

Antihistaminika der ersten Generation (wie Diphenhydramin) werden manchmal wegen ihrer sedierenden Wirkung eingesetzt.

Obwohl sie frei verkäuflich sind, sind sie nicht ohne Risiko, insbesondere bei älteren Menschen, wo sie **anticholinerge Effekte** (Mundtrockenheit, Harnverhalt, Verwirrtheit) hervorrufen können. Von einer längeren Anwendung wird abgeraten, und die Pflegekraft sollte auf Anzeichen von Verwirrung oder Erregung achten, insbesondere bei älteren oder demenzkranken Patienten.

Überwachung von Nebenwirkungen

Eine der wichtigsten Aufgaben der Pflegekraft besteht darin, die **Nebenwirkungen** von schmerzstillenden und sedierenden Medikamenten zu überwachen und dabei auf mögliche **Arzneimittelwechselwirkungen** zu achten, insbesondere bei Patienten mit Mehrfachmedikation. Einige Medikamente können, wenn sie zusammen eingenommen werden, die Nebenwirkungen verschlimmern oder die Wirksamkeit der Behandlung verringern.

Beispielsweise erhöhen Benzodiazepine in Verbindung mit Opioiden das Risiko einer **Atemdepression**. Ebenso können Medikamente entzündungshemmende die Nierentoxizität erhöhen, wenn sie mit Diuretika oder ACE-Hemmern kombiniert werden, die häufig bei Patienten mit Bluthochdruck verschrieben werden.

Die Pflegekraft sollte auch dafür sorgen, dass der Patient **ungewöhnliche Nebenwirkungen** oder eine Verschlechterung seines Gesundheitszustands **meldet**. Eine regelmäßige Überwachung bestimmter Parameter wie Atemfrequenz, Wachsamkeit, Flüssigkeitshaushalt und Darmgewohnheiten ist notwendig, um frühe Anzeichen von Komplikationen zu erkennen.

Patientenbildung und Begleitung

Ein entscheidender Aspekt beim Umgang mit schmerzstillenden und sedierenden Medikamenten ist **die Aufklärung des Patienten**. Die Pflegekraft muss dem Patienten erklären, wie wichtig es ist, die verschriebene Dosierung genau einzuhalten,

Dosisanpassungen ohne ärztlichen Rat zu vermeiden und sich der Risiken bewusst zu sein, die mit einer längeren Einnahme dieser Medikamente verbunden sind.

Die Pflegekraft kann auch **nicht-pharmakologische Ansätze** empfehlen, um die Behandlung von Schmerzen oder Schlafstörungen zu ergänzen, wie z. B. Entspannungstechniken, Verbesserung der Schlafhygiene oder moderate körperliche Aktivität, um die Abhängigkeit von Medikamenten zu verringern. Dieser ganzheitliche Ansatz ermöglicht es, den Einsatz von Medikamenten langfristig zu minimieren und gleichzeitig ein optimales Maß an Komfort für den Patienten aufrechtzuerhalten.

- Palliativmedizin und Schlafmanagement bei Patienten am Lebensende

Das Hauptziel der **Palliativmedizin** ist es, das Leiden zu lindern und die Lebensqualität von Patienten mit schweren oder unheilbaren Krankheiten zu verbessern. In diesem ganzheitlichen Ansatz kommt dem Schlafmanagement eine besondere Bedeutung zu, da viele Patienten am Lebensende unter Schlafstörungen leiden, die auf Schmerzen, Angst, körperliche Symptome oder Nebenwirkungen der Behandlung zurückzuführen sind. Die Gewährleistung einer guten Schlafqualität, soweit dies möglich ist, trägt nicht nur zur Verbesserung des körperlichen Wohlbefindens bei, sondern auch zur Linderung emotionaler Not und zur Wahrung der Würde der Patienten. Die Pflegekraft spielt bei dieser Betreuung eine grundlegende Rolle, indem sie dafür sorgt, dass die Pflege auf die individuellen Bedürfnisse des Patienten abgestimmt ist und die emotionalen, physischen und psychologischen Aspekte dieser letzten Lebensphase einbezieht.

Die Bedeutung des Schlafs in der Palliativmedizin

Der Schlaf, der unter chronischen und schmerzhaften Bedingungen bereits häufig gestört ist, wird für Patienten in der Palliativmedizin zu einer entscheidenden Herausforderung. Schmerzbedingtes körperliches Unbehagen, Atemnot, Übelkeit oder auch nächtliche Symptome-Unruhe können zu Einschlafschwierigkeiten und häufigem Aufwachen führen. Darüber hinaus können Ängste im Zusammenhang mit dem Lebensende, wiederkehrende Gedanken an den Tod oder Sorgen um die Angehörigen Schlaflosigkeit oder Schlafstörungen verschlimmern. Unzureichender oder schlechter Schlaf kann Müdigkeit, Schmerzen und Stimmung verschlimmern und zu einer Spirale des Leidens beitragen, die die Lebensqualität von Patienten am Lebensende erheblich mindert.

Die Rolle der Palliativmedizin besteht also darin, **die Schlafqualität** zu **optimieren** und gleichzeitig die Symptome, die den Schlaf beeinträchtigen, zu bewältigen. Die Behandlung von Schlafstörungen in diesem Zusammenhang ist heikel, da sie auf die einzigartigen Bedürfnisse jedes einzelnen Patienten zugeschnitten sein muss, mit dem Ziel, das Leiden zu lindern und gleichzeitig die Würde und den Komfort des Patienten zu respektieren.

Schmerz- und Schlafmanagement

Schmerzen sind eines der größten Schlafhindernisse bei Patienten am Lebensende. Die Schmerzbehandlung ist daher von entscheidender Bedeutung für die Verbesserung der Schlafqualität. Analgetische Behandlungen, insbesondere Opioide wie Morphin oder Fentanyl, werden in der Palliativmedizin häufig eingesetzt, um mäßige bis starke Schmerzen zu lindern. Diese Medikamente sind zwar wirksam, können jedoch **Nebenwirkungen** haben, die auch den Schlaf beeinträchtigen, wie übermäßige Sedierung, Albträume oder Atembeschwerden.

Die Pflegekraft spielt eine Schlüsselrolle bei der **Überwachung der Auswirkungen der Behandlung** und der Anpassung der Pflege an die Reaktionen des Patienten. Wenn beispielsweise die Schmerzen gut kontrolliert werden, der Patient aber unter Tagesschläfrigkeit oder nächtlicher Verwirrtheit leidet, kann es notwendig sein, die Medikamentendosierung neu zu bewerten oder Anpassungen vorzuschlagen (z. B. eine geringere

Opioiddosis während der Nacht). Die Schmerzbehandlung muss also mit der Notwendigkeit, eine gewisse Qualität von Wachheit und Wachheit aufrechtzuerhalten, in Einklang gebracht werden, damit der Patient seine klaren Momente genießen kann.

Als Ergänzung zur pharmakologischen Behandlung können auch **nicht-medikamentöse Techniken** sehr hilfreich sein, um zur Schmerzlinderung beizutragen und den Schlaf zu verbessern. Wärme- oder Kälteanwendungen, leichte Massagen oder die Verwendung ergonomischer Lagerungskissen können helfen, Schmerzen zu lindern und das Wohlbefinden des Patienten zu verbessern, wodurch ein erholsamerer Schlaf gefördert wird.

Umgang mit Angstzuständen und psychologischen Symptomen

Angst und psychische Not spielen eine große Rolle bei Schlafstörungen bei Patienten am Lebensende. Die Sorge um den bevorstehenden Tod, die Angst vor Schmerzen oder die Angst, die Angehörigen zu verlassen, können überwältigend sein und das Einschlafen erschweren. In diesem Zusammenhang können Sedativa oder Anxiolytika (wie Benzodiazepine) sparsam eingesetzt werden, um schwere Unruhe und Angstzustände zu lindern. Eine längere Anwendung sollte jedoch aufgrund des Risikos einer übermäßigen Schläfrigkeit oder Verwirrtheit vermieden werden.

Nichtmedikamentöse Ansätze spielen hier eine entscheidende Rolle, um die Angst zu verringern und einen beruhigenden Schlaf zu fördern. Die Pflegekraft kann Entspannungstechniken wie **tiefes Atmen**, **geführte Meditation** oder **Visualisierung** (sich einen beruhigenden Ort vorstellen) anbieten, um dem Patienten zu helfen, sich vor dem Schlafengehen zu entspannen. Diese Methoden sind oft sanfter und werden von den Patienten möglicherweise besser vertragen als Beruhigungsmittel, während sie gleichzeitig einen Moment der emotionalen Beruhigung bieten.

Psychologische Unterstützung ist ebenfalls unerlässlich. Der Pfleger sollte auf **Anzeichen von emotionaler Not** achten und verfügbar bleiben, um sich die Sorgen des Patienten anzuhören. Die Schaffung einer **ruhigen und** sicheren **Umgebung hilft**, die Angst zu lindern. Dazu kann es gehören, die Beleuchtung anzupassen, entspannende Klänge oder sanfte Musik zu verwenden und das Zimmer so zu gestalten, dass es gemütlich ist und zum Ausruhen einlädt.

Umgang mit körperlichen Symptomen, die den Schlaf stören

Auch **körperliche Symptome** wie Dyspnoe (Atembeschwerden), Husten, Übelkeit und nächtliche Unruhe können den Schlaf von Patienten am Lebensende stark beeinträchtigen. Die Behandlung dieser Symptome ist entscheidend, um den nächtlichen Komfort zu verbessern. Beispielsweise kann Dyspnoe durch die Verwendung von Sauerstoff, Ventilatoren oder einer erhöhten Schlafposition mit Kissen gelindert werden, während Übelkeit durch Antiemetika gemildert werden kann.

Nächtliche Unruhe oder Episoden von **Delirium** sind im Endstadium häufig und können zu plötzlichem Erwachen oder Schlaflosigkeit führen. Diese Episoden erfordern häufig eine angemessene Betreuung, bei der die zugrunde liegenden Ursachen (wie Schmerzen, Elektrolytverschiebungen oder Nebenwirkungen von Medikamenten) untersucht werden. Die Pflegekraft sollte darauf achten, dass der Patient bequem liegt und störende Reize während der Nacht minimiert werden, indem sie Lärm reduziert und dafür sorgt, dass das Zimmer ein ruhiger und beruhigender Raum ist.

Beachtung der natürlichen Rhythmen und Anpassung des Schlafs

In der Palliativmedizin ist es oft schwierig, sich an eine herkömmliche Schlafroutine zu halten. Mit fortschreitender Krankheit kann es sein, dass die Patienten tagsüber mehr und nachts weniger schlafen oder umgekehrt. Es ist wichtig, den **natürlichen Rhythmus des Patienten** zu respektieren, anstatt ihm eine strikte Schlafroutine aufzuzwingen. Manche Patienten finden Trost in häufigen Nickerchen, während andere möglicherweise längere Schlafphasen in der Nacht bevorzugen. Die Pflegekraft sollte flexibel sein und sich auf diese Bedürfnisse einstellen.

Um die Schlafqualität während der Nacht zu verbessern, ist es oft hilfreich, vor dem Schlafengehen eine **Entspannungsroutine zu** schaffen. Dazu können sanfte Aktivitäten wie Lesen, das Hören beruhigender Musik oder einfach ein Moment der Stille gehören, fernab von Unterbrechungen und medizinischer Versorgung, damit sich der Patient vollständig entspannen kann.

Unterstützung von Angehörigen im Umgang mit dem Schlaf

Die **Angehörigen** von Patienten am Lebensende spielen oft eine Schlüsselrolle in der Betreuung, doch auch sie können aufgrund von Angst oder der Pflege des Patienten unter Schlafmangel leiden. Der Pflegende hat auch eine Rolle bei der Unterstützung der Angehörigen zu spielen, indem er ihnen Ratschläge zum Umgang mit dem eigenen Schlaf gibt und ihnen hilft, die Pflege so zu strukturieren, dass ihre eigene Erholung nicht gefährdet wird. Dazu können auch **Ruhepausen** gehören, **in** denen das Pflegeteam die Betreuung übernimmt, sodass sich die Angehörigen erholen können und gleichzeitig die Kontinuität der Pflege für den Patienten gewährleistet ist.

Kapitel 9

Die Auswirkungen chronischer Erkrankungen auf den Schlaf

- Wechselwirkungen zwischen chronischen Krankheiten (Diabetes, Herzinsuffizienz, COPD) und dem Schlaf

Die **Wechselwirkungen zwischen chronischen Krankheiten** und dem Schlaf sind komplex und oftmals bidirektional: Schlafstörungen können den Verlauf chronischer Krankheiten wie **Diabetes, Herzinsuffizienz** oder **chronisch obstruktive Lungenerkrankung (COPD)** verschlimmern, während diese Krankheiten selbst aufgrund der von ihnen verursachten Symptome den Schlaf stören. Diese Wechselwirkungen führen zu einem **Teufelskreis**, bei dem eine schlechte Schlafqualität zur Verschlimmerung der Krankheit beiträgt und die krankheitsbedingten Komplikationen einen erholsamen Schlaf verhindern. Vor diesem Hintergrund wird die Behandlung von Schlafstörungen zu einer zentralen Herausforderung, um die Lebensqualität und den allgemeinen Gesundheitszustand von Patienten mit chronischen Erkrankungen zu verbessern.

Diabetes und Schlafstörungen: Eine enge Beziehung

Diabetes, insbesondere Typ-2-Diabetes, steht in engem Zusammenhang mit Schlafstörungen. Diabetespatienten leiden häufig unter **Schlaflosigkeit, häufigem nächtlichen Aufwachen** und einem **nicht erholsamen Schlaf**. Diese Störungen können auf mehrere diabetesbedingte Faktoren zurückzuführen sein :

1. **Blutzuckerinstabilität**: Ein schlecht eingestellter Blutzuckerspiegel kann nachts unangenehme Symptome wie **nächtliche Hypoglykämien** (plötzlicher Abfall des Blutzuckerspiegels) verursachen, bei denen der Patient aufgrund von Schweißausbrüchen, Zittern, Herzklopfen oder Hungergefühlen aufwacht. Andererseits kann eine **anhaltende Hyperglykämie** zu **nächtlicher Polyurie** (häufiger Harndrang) führen, wodurch der Schlaf gestört wird.

2. **Restless-Legs-Syndrom**: Diese Störung, die häufig bei Diabetikern auftritt, insbesondere bei solchen mit neurologischen Komplikationen wie peripherer

Neuropathie, führt zu unangenehmen Empfindungen in den Beinen, die das Einschlafen erschweren. Dies kann die Schlaflosigkeit verschlimmern und zu einer **Fragmentierung des Schlafs** führen.

3. **Obstruktive Schlafapnoe (OSA)**: Viele Diabetespatienten leiden auch an obstruktiver Schlafapnoe, einer Erkrankung, bei der die Atemwege im Schlaf blockiert sind, was zu häufigen Atempausen führt. Diese Komorbidität tritt besonders häufig bei übergewichtigen Patienten auf und verschlimmert die Insulinresistenz und die Blutzuckerwerte, wodurch ein Teufelskreis zwischen Schlafstörungen und dem Fortschreiten des Diabetes entsteht.

Die Wechselwirkung zwischen Diabetes und Schlafstörungen ist besorgniserregend, da ein unzureichender oder schlechter Schlaf den Kohlenhydratstoffwechsel beeinträchtigt, die **Insulinempfindlichkeit** verringert und zu einem **unausgeglichenen Blutzuckerspiegel** beiträgt. Daher ist es entscheidend, Schlafstörungen bei Diabetespatienten in den Griff zu bekommen, um die Blutzuckerkontrolle zu optimieren und langfristigen Komplikationen vorzubeugen.

Herzinsuffizienz und Schlafstörungen

Patienten mit **Herzinsuffizienz** leiden häufig unter Schlafstörungen, die mit den respiratorischen Symptomen und den hämodynamischen Folgen ihrer Krankheit zusammenhängen. Herzinsuffizienz führt häufig zu **Schlaflosigkeit**, übermäßiger **Tagesmüdigkeit** und einer **fragmentierten Schlafqualität**. Es gibt mehrere Mechanismen, die diese Wechselwirkung erklären:

1. **Orthopnoe und nächtliche Dyspnoe** : Orthopnoe (Atemnot im Liegen) und **paroxysmale nächtliche Dyspnoe** (plötzliche Episoden von Atembeschwerden in der Nacht) sind häufige Symptome der Herzinsuffizienz, die durch eine Flüssigkeitsansammlung in der Lunge

verursacht werden. Diese Symptome zwingen die Patienten oft dazu, in einer halbsitzenden Position zu schlafen, mit zusätzlichen Kissen, um die Atmung zu verbessern, was jedoch die Schlafqualität beeinträchtigt und zu nächtlichem Aufwachen führt.

2. **Zentrale Schlafapnoe**: Bei Patienten mit Herzinsuffizienz kommt es häufig zu einer **zentralen Schlafapnoe**. Im Gegensatz zur obstruktiven Apnoe, bei der die Atemwege blockiert sind, ist die zentrale Apnoe auf eine Fehlfunktion der Atemkontrolle durch das Gehirn zurückzuführen, die häufig mit einer **zerebralen Hypoperfusion**(verminderter Blutfluss zum Gehirn) verbunden ist, die durch eine schwache Herzfunktion verursacht wird. Dies führt zu häufigen Atemstillständen und stört den Schlaf, wodurch sich die Tagesmüdigkeit und die Herzfunktion verschlechtern.

3. **Wasserretention**: Patienten mit Herzinsuffizienz werden häufig mit Diuretika behandelt, um die Flüssigkeitsretention zu verringern. Diese Medikamente erhöhen jedoch die Häufigkeit des Wasserlassens, auch nachts (**Nykturie**), und stören so den Schlaf.

Die Behandlung von Schlafstörungen bei Patienten mit Herzinsuffizienz ist entscheidend für die Verbesserung der Lebensqualität und des Überlebens. Schlechter Schlaf verschärft die **Müdigkeit**, verringert die **Toleranz gegenüber körperlicher Betätigung** und verschlimmert die Krankheitssymptome, wodurch ein Teufelskreis entsteht. Die Behandlung der Schlafapnoe (zentral oder obstruktiv), die Anpassung der Diuretika und die Behandlung der nächtlichen Dyspnoe sind entscheidende Schritte bei der Behandlung dieser Patienten.

COPD und Schlaf: Ein störender Zyklus

Die **chronisch obstruktive Lungenerkrankung (COPD)** ist eine weitere chronische Erkrankung, die die Schlafqualität stark beeinträchtigt. COPD-Patienten leiden aufgrund ihrer Atmungsstörung häufig unter **Schlafstörungen**, einschließlich **häufigem Aufwachen** aufgrund von Atemwegssymptomen wie **Dyspnoe**(Atembeschwerden), **Husten** und **Auswurf**.

1. **Atemnot in der Nacht** : Atemnot ist nachts oft schlimmer, da im Liegen die Ventilation weniger effizient ist und die Lunge durch die Schwerkraft stärker zusammengedrückt wird. Dies führt zu häufigem Aufwachen und der Unfähigkeit, in Tiefschlafphasen einzutreten, wodurch sich die Tagesmüdigkeit verschlimmert.

2. **Nächtliche Hypoxämie** : Bei Patienten-COPD kann es aufgrund der Verschlechterung der Lungenfunktion im Schlaf auch zu Perioden **nächtlicher Hypoxämie** (niedriger Sauerstoffgehalt im Blut) kommen. Dies kann häufiges Aufwachen und einen nicht erholsamen Schlaf auslösen. Die nächtliche Hypoxie hat langfristig schädliche Auswirkungen und trägt zum Fortschreiten der COPD und zu kardiovaskulären Komplikationen bei.

3. **Obstruktive Schlafapnoe (OSA)**: Viele COPD-Patienten leiden auch an obstruktiver Schlafapnoe, wodurch ein sogenanntes "Überschneidungssyndrom" zwischen den beiden Erkrankungen entsteht. Diese Verbindung verschlimmert die nächtliche Hypoxie und erhöht das Risiko für kardiovaskuläre Komplikationen.

Die Behandlung von Schlafstörungen bei COPD-Patienten muss proaktiv sein. Die **nächtliche Sauerstofftherapie**, Atemtechniken wie die **nicht-invasive** Beatmung (NIV) sowie die Behandlung der Schlafapnoe sind unverzichtbare Lösungen, um die Schlafqualität zu verbessern und die Tagesmüdigkeit zu verringern. Das Management von **Husten** und Bronchialsekret während der Nacht sowie die Anpassung der Therapie (Bronchodilatatoren, Kortikosteroide) zur Verbesserung der nächtlichen Atemfunktion gehören zu den Schlüsselstrategien zur Verbesserung der Lebensqualität dieser Patienten.

- Überwachung von Risikopatienten: Was die Pflegekraft wissen muss

Die **Überwachung von Risikopatienten** ist eine wichtige Aufgabe in der täglichen Praxis von Pflegekräften. Zu Risikopatienten gehören Patienten mit chronischen Erkrankungen, akuten Beschwerden, Behinderungen oder altersbedingten Schwächen. Diese Patienten sind anfälliger für medizinische Komplikationen, Stürze, Infektionen oder andere unerwünschte Ereignisse, die ihre Gesundheit und Lebensqualität beeinträchtigen können. Um eine wirksame und sichere Pflege zu gewährleisten, muss die Pflegekraft über umfassende Kenntnisse der Warnzeichen, der Überwachungstechniken und der Maßnahmen verfügen, die bei der Feststellung von Komplikationen zu ergreifen sind.

Verstehen Sie die Profile von Risikopatienten

Zu den **Risikopatienten** gehören verschiedene Kategorien, die jeweils besondere Aufmerksamkeit erfordern. Dazu gehören u. a.:

1. **Ältere Menschen**: Aufgrund der Alterung sind ältere Patienten anfälliger für Stürze, Infektionen, kognitive Beeinträchtigungen und Unterernährung. Ihre physiologische Anfälligkeit erfordert eine verstärkte Überwachung, insbesondere zur Vermeidung von Sturzrisiken, Dehydrierung oder Komplikationen aufgrund längerer Immobilität.

2. **Patienten mit chronischen Erkrankungen**: Patienten mit Erkrankungen wie Diabetes, Herzinsuffizienz, Ateminsuffizienz oder chronisch obstruktiver Lungenerkrankung (COPD) sind gefährdet, schwere Komplikationen zu erleiden. Die Instabilität dieser

Erkrankungen kann zu akuten Episoden führen, die ein schnelles Eingreifen erfordern.

3. **Postoperative Patienten**: Die Überwachung von Patienten, die sich einem chirurgischen Eingriff unterzogen haben, ist entscheidend, um Infektionen, tiefe Venenthrombose (TVT) und Komplikationen der Atmung oder des Kreislaufs zu verhindern. Postoperative Patienten werden häufig immobilisiert, was das Risiko von Komplikationen aufgrund der langen Lagerung erhöht.

4. **Patienten mit kognitiven Störungen** : Menschen mit Demenz oder anderen kognitiven Störungen können desorientiert sein und riskante Verhaltensweisen an den Tag legen, z. B. versuchen, ohne Hilfe aufzustehen oder Pflege zu verweigern. Dies erfordert eine engmaschige Überwachung, um Unfälle zu vermeiden und ihre Sicherheit zu gewährleisten.

Auf welche Warnzeichen Sie achten sollten

Die Überwachung von Risikopatienten beinhaltet eine **aufmerksame** und kontinuierliche **Beobachtung** auf der Suche nach **Warnzeichen,die** auf eine Verschlechterung des Gesundheitszustands des Patienten hinweisen. Hier sind einige Schlüsselzeichen, auf die Sie achten sollten:

1. **Veränderungen der Vitalparameter**: Die Überwachung der **Vitalparameter** (Atemfrequenz, Herzfrequenz, Blutdruck, Temperatur) ist von grundlegender Bedeutung, insbesondere bei Patienten mit einem Risiko für Herz- oder Ateminsuffizienz oder Dehydrierung. Ein anormaler Anstieg oder Abfall dieser Parameter sollte sofort gemeldet werden, damit eine schnelle medizinische Beurteilung erfolgen kann.

2. Veränderungen des **Geisteszustands**: Veränderungen des Geisteszustands wie **plötzliche Verwirrung**,

Desorientierung oder **ungewöhnliche Schläfrigkeit** können auf eine Infektion, ein Ungleichgewicht des Stoffwechsels, Hypoxie (Sauerstoffmangel) oder eine Medikamentenvergiftung hinweisen. Diese Symptome treten häufig bei älteren oder gebrechlichen Menschen auf und erfordern eine sofortige Untersuchung.

3. **Anzeichen von Atemnot**: Patienten mit COPD, Herzinsuffizienz oder nach einer Operation sind besonders gefährdet, in **Atemnot** zu geraten. Die Pflegekraft sollte auf Anzeichen wie **Dyspnoe**(Atembeschwerden), **Tachypnoe** (schnelle Atmung), Keuchen oder Veränderungen der Hautfarbe (Zyanose) achten. Jede Veränderung der Atmung sollte sofort gemeldet werden.

4. Schmerzen: Unkontrollierte oder zunehmende Schmerzen sind ein wichtiges Warnsignal, vor allem bei postoperativen Patienten oder Patienten mit chronischen Erkrankungen. Eine regelmäßige Schmerzerfassung mithilfe geeigneter Skalen (visuelle Analogskala, verbale Skala) ermöglicht es, frühzeitig zu erkennen, ob eine Anpassung der Behandlung erforderlich ist.

5. **Anzeichen einer tiefen Venenthrombose (DVT)**: Bei bettlägerigen Patienten oder Patienten, die sich einem chirurgischen Eingriff unterzogen haben, ist das Risiko einer DVT hoch. Die Pflegekraft sollte auf **lokalisierte Schmerzen** in den Beinen, einseitige **Schwellungen** oder ein **Wärmegefühl** in der Wade achten, die auf die Bildung eines Blutgerinnsels hinweisen können.

6. **Wundverlauf**: Bei Patienten mit Operationswunden oder Druckgeschwüren ist eine sorgfältige Überwachung auf Anzeichen einer **Infektion** (Rötung, Überwärmung, eitriger Ausfluss) oder einer **schlechten Wundheilung** erforderlich. Dekubitus, insbesondere bei bettlägerigen Patienten, erfordert eine tägliche Überwachung, um eine Verschlimmerung zu verhindern.

Vermeidung von Stürzen und längerer Immobilität

Stürze gehören zu den häufigsten und schwerwiegendsten Komplikationen bei Risikopatienten, insbesondere bei älteren Menschen und solchen mit Mobilitäts- oder kognitiven Beeinträchtigungen. Um Stürzen vorzubeugen, sollte die Pflegekraft :

1. **Risiken einschätzen**: Ein erster wesentlicher Schritt ist es, Patienten zu identifizieren, bei denen ein Sturzrisiko besteht. Dazu gehören Patienten mit Gleichgewichtsstörungen, Patienten, die sedierende Medikamente einnehmen, und verwirrte Personen.

2. **Die Umgebung anpassen** : Stellen Sie sicher, dass die Umgebung des Patienten **sicher** ist, indem Sie Hindernisse (Teppiche, elektrische Leitungen) entfernen, **Haltegriffe** neben dem Bett oder im Badezimmer anbringen und vor allem nachts für eine gute Beleuchtung sorgen.

3. **Mobilität fördern**: Auch wenn einige Patienten vor Stürzen geschützt werden müssen, ist es entscheidend, **längerer Immobilität vorzubeugen**, die zu Komplikationen wie Druckgeschwüren, kardiorespiratorischer Dekompensation und Thrombose führt. Die Pflegekraft sollte die Patienten dazu ermutigen, sich entsprechend ihren Fähigkeiten regelmäßig zu mobilisieren, Dehnungs- oder Gehübungen durchzuführen oder geeignete Stühle zu verwenden, um das Umhergehen zu erleichtern.

Überwachung der Nebenwirkungen von Behandlungen

Eine **medikamentöse Behandlung** kann Risikopatienten manchmal Komplikationen aussetzen. Patienten mit Polymedikation beispielsweise sind anfällig für

Wechselwirkungen mit anderen Medikamenten, Nebenwirkungen oder Überdosierungen, insbesondere wenn sie Schmerzmittel, Blutverdünner, Beruhigungsmittel oder Diabetesmedikamente einnehmen.

1. **Sedativa und Opioide**: Diese Medikamente erhöhen das Risiko von Stürzen, übermäßiger Schläfrigkeit und Atemdepression. Die Pflegekraft sollte auf Anzeichen von **Schläfrigkeit** oder **Verwirrtheit** achten und jede Abnahme der Atemfrequenz oder des Wachzustands melden.

2. **Antikoagulantien**: Patienten, die Antikoagulanzien (wie Warfarin oder neue orale Antikoagulanzien) einnehmen, sollten auf **Anzeichen von Blutungen** (blutendes Zahnfleisch, unerklärliche Blutergüsse, schwarzer Stuhl) überwacht werden. Selbst kleine Verletzungen können bei diesen Patienten schwerwiegend sein, und jedes Anzeichen einer Blutung sollte sofort gemeldet werden.

3. Blutdrucksenkende **Medikamente**: Ein zu starker Abfall des Blutdrucks kann zu Schwindel und Stürzen führen. Die Pflegekraft sollte auf eine **orthostatische Hypotonie** (Senkung des Blutdrucks beim Übergang vom Sitzen oder Liegen zum Stehen) achten und den Patienten zum langsamen Aufstehen ermutigen, um Stürze zu vermeiden.

Interprofessionelle Zusammenarbeit und Dokumentation

Die Überwachung von Risikopatienten beruht auch auf einer **engen Zusammenarbeit mit dem medizinischen Team**. Die Pflegekraft muss regelmäßig mit dem Pflegepersonal, den Ärzten und anderen medizinischen Fachkräften kommunizieren, um Veränderungen im Zustand des Patienten, Komplikationen oder die Notwendigkeit einer Anpassung der Behandlung zu melden.

Eine **sorgfältige Dokumentation** der Beobachtungen ist für eine kontinuierliche Überwachung unerlässlich. Die Pflegekraft sollte alle Daten zu Vitalparametern, Schmerzmanagement, Wundverlauf und anderen klinischen Zeichen aufzeichnen, um eine solide Grundlage für die Anpassung der Pflege zu schaffen.

- Anpassung der Pflege an die jeweilige Pathologie : Lernen, die Zeichen einer nächtlichen Verschlimmerung zu erkennen

Die **Anpassung der Pflege an die jeweilige Erkrankung** ist eine entscheidende Fähigkeit von Pflegekräften, insbesondere wenn Anzeichen einer Verschlimmerung in der Nacht auftreten, einer Zeit, in der Wachsamkeit von größter Bedeutung ist. Viele chronische oder akute Erkrankungen können spezifische nächtliche Komplikationen aufweisen, die oft durch Immobilität, biologische Rhythmen oder das Fehlen einer unmittelbaren medizinischen Überwachung noch verstärkt werden. Da die Pflegekraft in direktem Kontakt mit den Patienten steht, muss **sie** in der Lage sein, **die Anzeichen einer nächtlichen Verschlechterung** zu **erkennen**, um schnell eingreifen, Komplikationen vorbeugen und die Sicherheit der Patienten gewährleisten zu können. Dies erfordert eine aufmerksame Beobachtung, eine gründliche Kenntnis der mit verschiedenen Erkrankungen verbundenen Symptome und eine Anpassung der Pflege an die individuellen Bedürfnisse jedes einzelnen Patienten.

Atemwegserkrankungen: Erkennen Sie die Anzeichen einer Verschlimmerung

Atemwegserkrankungen wie chronisch obstruktive Lungenerkrankung (COPD), Asthma und Ateminsuffizienz können sich nachts verschlimmern, da die Atemkapazität während des Schlafs abnimmt. Nächtliche Symptome werden oft unterschätzt, können aber auf ein Ungleichgewicht hinweisen, das sofortige Aufmerksamkeit erfordert.

1. **Nächtliche Dyspnoe** : **Paroxysmale nächtliche Dyspnoe** (plötzliche Atembeschwerden in der Nacht) ist ein häufiges Anzeichen für eine Verschlechterung bei Patienten mit COPD oder Herzinsuffizienz. Die Patienten wachen mitten in der Nacht mit einem Gefühl der Erstickung oder Atemnot auf. Die Pflegekraft sollte auf Anzeichen von **schneller Atmung, Zyanose** (bläuliche Verfärbung der Haut aufgrund von Sauerstoffmangel) oder **pfeifenden Atemgeräuschen** achten.

2. **Husten und Auswurf** : Ein **nächtlicher produktiver Husten** ist bei Patienten mit COPD oder Herzinsuffizienz oft ein Zeichen für eine Überlastung der Bronchien. Wenn der Husten häufiger auftritt und von vermehrtem Auswurf oder einer Farbänderung des Auswurfs begleitet wird, kann dies auf eine Atemwegsinfektion oder Dekompensation hindeuten.

3. **Nächtliche Hypoxämie**: Bei Patienten mit Ateminsuffizienz kann sich die Hypoxämie (niedriger Sauerstoffgehalt im Blut) während des Schlafs verschlimmern. Der Betreuer sollte auf Anzeichen von Unruhe, Verwirrung oder Desorientierung achten, die auf einen Sauerstoffmangel im Gehirn hindeuten können. Patienten, die eine **nächtliche Sauerstofftherapie** erhalten, sollten überwacht werden, um sicherzustellen, dass das Gerät richtig funktioniert und die Sauerstoffwerte angepasst werden.

Herzerkrankungen: Nächtliche Überwachung der Symptome

Patienten mit **Herzerkrankungen**, insbesondere Herzinsuffizienz oder ischämischer Herzkrankheit, sind besonders anfällig für Anzeichen einer Verschlechterung während der Nacht. Eine kardiale Dekompensation kann subtil sein, führt aber häufig zu nächtlichen Symptomen, die genau überwacht werden müssen.

1. **Orthopnoe:** **Orthopnoe** ist die Schwierigkeit, im Liegen zu atmen, die sich bei Patienten mit Herzinsuffizienz häufig verschärft. Dies führt dazu, dass der Patient häufig im Sitzen aufwacht und nach Luft schnappt. Die Pflegekraft sollte auf Patienten achten, die nach zusätzlichen Kissen verlangen oder in halbsitzender Position schlafen. Diese Anzeichen können auf eine Flüssigkeitsansammlung in der Lunge (Lungenödem) hinweisen, die eine Anpassung der Diuretikatherapie oder eine dringende medizinische Untersuchung erforderlich macht.

2. **Nächtliche Ödeme:** **Ödeme** an den unteren Gliedmaßen, die durch eine Flüssigkeitsretention bei Herzinsuffizienz verursacht werden, können sich nachts verschlimmern, wenn der Patient still liegt. Wenn der Helfer **geschwollene Beine**, enge Schuhe oder Schwierigkeiten beim Gehen aufgrund von Schmerzen oder Steifheit beobachtet, kann dies ein Anzeichen für eine Flüssigkeitsüberlastung sein, die überwacht werden muss.

3. **Nächtliche Brustschmerzen:** Nächtliche Brustschmerzen können auf eine **Angina pectoris** oder einen drohenden **Herzinfarkt** hindeuten. Schmerzen, die in den Arm, den Rücken oder den Kiefer ausstrahlen und von Schweißausbrüchen und Übelkeit begleitet werden, erfordern sofortiges Handeln. Der Helfer muss darauf vorbereitet sein, bei Auftreten dieser Symptome ein medizinisches Notfallteam zu rufen.

Neurologische Erkrankungen: Nächtliche Komplikationen erkennen

Neurologische Erkrankungen wie Schlaganfälle, Epilepsien und neurodegenerative Erkrankungen können ebenfalls Anzeichen einer nächtlichen Verschlechterung aufweisen. Neurologische Erkrankungen können die Schlafzyklen stören, aber auch ernsthafte Komplikationen maskieren, die nachts auftreten.

1. **Übermäßige Schläfrigkeit**: Ein neurologischer Patient, der eine **abnormale Schläfrigkeit** oder Schwierigkeiten beim morgendlichen Aufwachen zeigt, leidet möglicherweise an **zerebralen Komplikationen** aufgrund eines Schlaganfalls oder eines erhöhten Hirndrucks. Die Pflegekraft sollte die Reaktionsfähigkeit des Patienten überprüfen, indem sie ihn sanft stimuliert und beobachtet, ob er auf einfache Befehle reagieren oder seine Gliedmaßen richtig bewegen kann.

2. **Nächtliche** Krampfanfälle: Epilepsiebedingte **Krampfanfälle** können nachts auftreten, und der Patient kann sich beim Aufwachen möglicherweise nicht mehr an sie erinnern. Der Helfer sollte auf Anzeichen von unwillkürlichen Bewegungen während des Schlafs, übermäßiger Unruhe oder Verwirrung beim Erwachen achten. Eine genaue Überwachung und Dokumentation aller ungewöhnlichen Ereignisse ist notwendig, um die antiepileptische Behandlung anzupassen.

3. **Gedächtnisstörungen und Verwirrtheit**: Bei Patienten mit Demenz oder Alzheimer-Krankheit sind **nächtliche Verwirrtheitsepisoden** häufig und können ein Zeichen für das Fortschreiten der Krankheit sein. Die Pflegekraft sollte auf ungewöhnliche Verhaltensweisen wie nächtliches Umherirren oder Unruhe achten und für eine sichere Umgebung sorgen, um Unfälle zu vermeiden.

Stoffwechselerkrankungen: Nächtliche Risiken bei Diabetikern

Bei Diabetespatienten können **nächtliche Komplikationen** aufgrund von Blutzuckerungleichgewichten auftreten, insbesondere wenn der Diabetes unzureichend behandelt wird oder die Behandlung vor kurzem geändert wurde.

1. **Nächtliche Hypoglykämie** : **Hypoglykämie** ist ein häufiges Problem bei Diabetikern, vor allem nachts, wenn

158

der Patient die ersten Symptome nicht melden kann. Die Pflegekraft sollte auf Anzeichen wie Nachtschweiß, Zittern, Unruhe und ungewöhnliche Schläfrigkeit beim Aufwachen achten. Wenn eine Hypoglykämie vermutet wird, sollte der Blutzuckerspiegel sofort überprüft und bei Bedarf ein zuckerhaltiger Snack verabreicht werden.

2. **Hyperglykämie**: Ein hoher Blutzuckerspiegel in der Nacht kann zu häufigem Aufwachen zum Wasserlassen (**nächtliche Polyurie**) sowie zu übermäßigem Durstgefühl führen. Wenn diese Anzeichen vorhanden sind, sollte die Pflegekraft das Pflegeteam alarmieren, um das Diabetesmanagement anzupassen, da eine anhaltende Hyperglykämie zu schwerwiegenden Komplikationen wie Dehydrierung oder diabetischer Ketoazidose führen kann.

Anpassung der Pflege und Notfallprotokolle

Wenn ein Patient Anzeichen einer nächtlichen Verschlechterung aufweist, muss die Pflegekraft in der Lage sein, **schnell und effektiv** zu **reagieren**, indem sie die für die jeweilige Erkrankung geeigneten Protokolle befolgt. Dazu können einfache Maßnahmen wie die Anpassung der Position des Patienten, die Verabreichung von Sauerstoff oder eines süßen Snacks oder das Anbringen von Geräten zur Erleichterung der Atmung gehören.

In schwereren Fällen wie Brustschmerzen, schwerer Atemnot oder Krämpfen muss die Pflegekraft **sofort den medizinischen Notdienst alarmieren** und bereit sein, **die** notwendigen Informationen über den Zustand des Patienten, seine Vorgeschichte und die beobachteten Anzeichen zu geben. Die Fähigkeit, Anzeichen einer Verschlechterung schnell zu erkennen, kann Leben retten und schwere Komplikationen verhindern.

- Unterstützende Pflege und Bildung für Patienten mit Komorbiditäten

Die **unterstützende Pflege** und die **Aufklärung von Patienten mit Komorbiditäten** sind wesentliche Aspekte eines umfassenden Gesundheitsmanagements. Komorbiditäten bezeichnen das Vorhandensein mehrerer chronischer Krankheiten oder Gesundheitsstörungen bei einem Patienten, wie z. B. Diabetes, Bluthochdruck, Herzinsuffizienz, COPD (chronisch obstruktive Lungenerkrankung) oder Fettleibigkeit. Diese Zustände erfordern einen personalisierten und multidimensionalen Ansatz, da jede Erkrankung die anderen verschlimmern und die Komplexität der Pflege erhöhen kann. Ziel der unterstützenden Pflege und der Patientenschulung ist es, die Lebensqualität zu verbessern, Komplikationen vorzubeugen und die Autonomie der Patienten bei der Bewältigung ihrer Gesundheit im Alltag zu stärken.

Komorbiditäten verstehen: eine multidimensionale Herausforderung

Patienten, die an Komorbiditäten leiden, stehen vor **einzigartigen Herausforderungen**. Diese Krankheiten interagieren miteinander und bilden einen **Teufelskreis**, in dem jede Erkrankung die andere verschlimmern kann. Beispielsweise kann ein Diabetespatient auch Bluthochdruck haben, und eine schlechte Diabetesbehandlung kann zu einer Verschlechterung der Nieren- oder Herzfunktion führen, was das Risiko schwerer Komplikationen erhöht. Außerdem kann die Behandlung einer Erkrankung manchmal eine andere verschlimmern, wie z. B. die gegen Asthma oder COPD verschriebenen Steroide, die den Blutzuckerspiegel erhöhen und das Diabetesmanagement erschweren.

Die Unterstützungspflege muss daher diese **medizinische Komplexität** integrieren und die Synergien zwischen diesen verschiedenen Pathologien berücksichtigen. Die Pflegekraft spielt als Bezugsperson eine entscheidende Rolle im täglichen

Pflegemanagement, indem sie die Entwicklung der einzelnen Erkrankungen überwacht und dafür sorgt, dass die Behandlungen ordnungsgemäß durchgeführt werden.

Die Rolle der Unterstützungspflege: eine umfassende Betreuung

Die **unterstützende Pflege** umfasst alle Maßnahmen, die das Wohlbefinden des Patienten verbessern, die Symptome lindern und die Lebensqualität steigern. Diese Pflege ist für Patienten mit Komorbiditäten von entscheidender Bedeutung, da sie dazu beiträgt, die Auswirkungen der einzelnen Krankheiten zu mildern und Komplikationen zu verhindern.

1. **Symptommanagement**: Patienten mit Komorbiditäten leiden häufig unter **mehreren Symptomen** wie Schmerzen, Müdigkeit, Kurzatmigkeit oder Muskelschwäche. Die Pflegekraft muss die Entwicklung dieser Symptome überwachen und geeignete Lösungen vorschlagen. Beispielsweise benötigt ein Patient mit COPD und Herzinsuffizienz möglicherweise eine **Sauerstofftherapie**, um die Atemnot zu lindern, während ein Diabetespatient auf Anzeichen einer Hyperglykämie oder Hypoglykämie achten muss.

2. **Ernährungsunterstützung**: Die **Ernährung** spielt eine Schlüsselrolle bei der Bewältigung von Komorbiditäten. Die Pflegekraft kann dabei helfen, einen **geeigneten Ernährungsplan** aufzustellen, der die krankheitsspezifischen Ernährungseinschränkungen berücksichtigt. Ein Diabetespatient sollte seine Kohlenhydrataufnahme kontrollieren, während ein Patient mit Herzinsuffizienz seine Salzaufnahme einschränken muss, um Wassereinlagerungen zu vermeiden. Eine angemessene Ernährungsunterstützung kann auch die **Aufklärung über gesunde Ernährung**, die Ermutigung zum Verzehr nährstoffreicher Lebensmittel und die Überwachung der Flüssigkeitszufuhr umfassen.

3. **Mobilität und Rehabilitation**: Patienten mit Komorbiditäten sind häufig aufgrund von Gelenkschmerzen, Müdigkeit oder Atembeschwerden in ihrer **Mobilität** eingeschränkt. Ein gewisses Maß an körperlicher Aktivität ist unerlässlich, um Muskelschwund vorzubeugen, die Durchblutung zu verbessern und die kardiorespiratorische Funktion zu stärken. Die Pflegekraft kann je nach den Fähigkeiten des Patienten zu **sanften Übungen** wie Gehen, Stretching oder Krankengymnastik ermutigen. Auch **physio-** oder ergotherapeutische Techniken können einbezogen werden, um die Lebensqualität und die Selbstständigkeit des Patienten zu verbessern.

4. **Schmerzmanagement: Chronische Schmerzen** sind ein häufiges Problem bei Patienten mit Komorbiditäten, insbesondere bei Patienten mit Osteoarthritis, diabetischer Neuropathie oder entzündlichen Erkrankungen. Die Pflegekraft sollte die Schmerzintensität regelmäßig überwachen und Möglichkeiten zur Schmerzlinderung anbieten, sei es durch schmerzstillende Medikamente, Massagen, Wärme- oder Kälteanwendungen oder Entspannungstechniken. Es ist entscheidend, darauf zu achten, dass die Schmerzbehandlung auf den jeweiligen medizinischen Zustand abgestimmt ist, um unerwünschte Nebenwirkungen zu vermeiden.

Patientenbildung: Ein Hebel für mehr Autonomie

Die **Aufklärung von Patienten** mit Komorbiditäten ist von entscheidender Bedeutung, damit sie zu verantwortungsbewussten Akteuren ihrer Gesundheit werden können. Der Umgang mit mehreren Krankheiten erfordert ein umfassendes Verständnis der Behandlungen, der zu beobachtenden Symptome und der Lebensgewohnheiten, die zur Aufrechterhaltung eines stabilen Gleichgewichts erforderlich sind. Die Pflegekraft spielt eine zentrale Rolle bei der erzieherischen Begleitung, indem sie klare

Informationen bereitstellt, medizinische Ratschläge wiederholt und überprüft, ob der Patient die Empfehlungen korrekt umsetzt.

1. **Verständnis der Behandlungen** : Patienten mit Komorbiditäten sind häufig polymediziert, d. h., sie nehmen mehrere Medikamente zur Behandlung ihrer verschiedenen Erkrankungen ein. Die Pflegekraft muss sicherstellen, dass der Patient **die Bedeutung der einzelnen Medikamente**, die Einnahmezeiten und die zu beachtenden Nebenwirkungen versteht. Er kann auch dabei helfen, die Einnahme der Medikamente mithilfe von Pillenboxen, telefonischen Erinnerungen oder Apps zur medizinischen Überwachung zu organisieren. Es ist auch wichtig, den Patienten über **mögliche Wechselwirkungen von Medikamenten** aufzuklären und zu prüfen, ob es Anpassungen gibt, die bei Nebenwirkungen mit dem medizinischen Team abgestimmt werden müssen.

2. **Symptomüberwachung**: Ein Schlüsselaspekt der Patientenschulung besteht darin, die Patienten darin zu schulen, **die Anzeichen von Komplikationen** oder einer Verschlechterung ihres Zustands **zu erkennen**. Beispielsweise sollte ein Diabetespatient in der Lage sein, seinen Blutzuckerspiegel zu überwachen und Anzeichen einer Hypoglykämie (Müdigkeit, Zittern, Schwitzen) oder einer Hyperglykämie (starker Durst, häufiges Wasserlassen) zu erkennen. Ein Patient mit Herzinsuffizienz sollte auf das Auftreten von Ödemen, eine schnelle Gewichtszunahme oder Kurzatmigkeit achten. Indem die Pflegekraft die Fähigkeit des Patienten stärkt, seinen Gesundheitszustand selbst zu überwachen, fördert sie seine Autonomie und verhindert unnötige Krankenhauseinweisungen.

3. **Lebensweise und Prävention**: Eine **angepasste Lebensweise** ist von grundlegender Bedeutung, um die Auswirkungen von Komorbiditäten auf die Gesundheit zu begrenzen. Die Pflegekraft sollte den Patienten dazu

ermutigen, sich Gewohnheiten anzueignen, die das Risiko von Komplikationen verringern. Dazu gehören die **Aufgabe** des Rauchens (besonders wichtig für Patienten mit COPD oder Herz-Kreislauf-Erkrankungen), die **Reduzierung des Alkoholkonsums**, eine **ausgewogene Ernährung**, regelmäßige und angemessene **körperliche Aktivität** sowie ein guter Umgang mit **Stress**. Die Pflegekraft kann praktische Hilfsmittel wie Essenspläne, einfache Übungen für zu Hause oder Entspannungstechniken bereitstellen, um die Einführung dieser neuen Gewohnheiten zu erleichtern.

4. **Emotionale Unterstützung**: Patienten, die an Komorbiditäten leiden, sind häufig mit einer **erheblichen emotionalen Belastung** konfrontiert, da sie täglich mit ihrer Krankheit und den damit verbundenen Einschränkungen in ihrem Leben umgehen müssen. Der Pfleger sollte den Patienten **psychologisch unterstützen**, indem er ihnen zuhört, ihnen hilft, Stresssituationen zu entdramatisieren, und sie ermutigt, sich um ihr seelisches Wohlbefinden zu kümmern. Die Aufklärung über die Bedeutung der **psychischen Gesundheit** und der Zugang zu Ressourcen wie Selbsthilfegruppen oder psychologischen Diensten sind Teil einer umfassenden Betreuung.

Interprofessionelle Zusammenarbeit: ein koordinierter Ansatz

Die Behandlung von Patienten mit Komorbiditäten erfordert eine enge **interprofessionelle Zusammenarbeit** zwischen Ärzten, Krankenpflegern, Pflegehelfern, Ernährungsberatern, Physiotherapeuten und manchmal sogar Psychologen oder Sozialarbeitern. Jeder Gesundheitsexperte bringt sein spezifisches Fachwissen ein, und die Pflegekraft übernimmt häufig die Rolle des **Dreh-** und **Angelpunkts**, indem sie für eine reibungslose Koordination zwischen den verschiedenen Teammitgliedern sorgt und wichtige Informationen über die Entwicklung des Patienten weitergibt.

Die Pflegekraft muss in der Lage sein, **effektiv** mit anderen Gesundheitsfachkräften zu **kommunizieren**, indem sie ihre Beobachtungen zum allgemeinen Zustand des Patienten, zu möglichen Anzeichen einer Verschlechterung oder zu Schwierigkeiten bei der täglichen Pflege mitteilt. Diese Kommunikation ermöglicht es, **die Behandlung** an die sich verändernden Bedürfnisse des Patienten **anzupassen** und sicherzustellen, dass alle Aspekte seiner Gesundheit umfassend berücksichtigt werden.

Kapitel 10

Schlafmedizin bei speziellen Bevölkerungsgruppen

- Schlaf bei älteren Menschen: Häufige Störungen und spezielle Betreuung

Der **Schlaf älterer Menschen** unterliegt mit zunehmendem Alter natürlichen physiologischen Veränderungen, wird aber auch häufig durch **spezifische Störungen** und Komorbiditäten beeinträchtigt. Im Gegensatz zu jungen Erwachsenen verbringen ältere Menschen tendenziell mehr Zeit im Bett, allerdings mit einem weniger tiefen Schlaf, der häufig durch nächtliches Erwachen fragmentiert wird. Diese Schlafstörungen wirken sich direkt auf ihre körperliche, geistige und emotionale Gesundheit aus. Die **Behandlung des Schlafs bei älteren Menschen** erfordert einen individuellen und umfassenden Ansatz, der die normalen altersbedingten Veränderungen sowie die zugrunde liegenden Krankheiten berücksichtigt. Die Pflegekraft spielt bei diesem Management eine Schlüsselrolle, indem sie für eine aufmerksame Überwachung sorgt und geeignete Lösungen anbietet, um die Lebensqualität älterer Menschen zu verbessern.

Häufige Schlafstörungen bei älteren Menschen

Mit zunehmendem Alter kommt es nicht selten zu häufigeren **Schlafstörungen**, die oft mit biologischen und umweltbedingten Faktoren zusammenhängen. Diese Störungen können durch Komorbiditäten, die bei älteren Menschen häufig auftreten, wie Diabetes, Herzinsuffizienz, COPD oder kognitive Störungen, verstärkt werden.

1. **Schlaflosigkeit**: **Schlaflosigkeit** ist wahrscheinlich die häufigste Schlafstörung bei älteren Menschen. Sie ist gekennzeichnet durch Einschlafschwierigkeiten, häufiges Aufwachen während der Nacht oder frühes Erwachen am Morgen. Dies kann verschiedene Ursachen haben, z. B. Schmerzen, Angstzustände, Depressionen oder Nebenwirkungen von Medikamenten. Chronische Schlaflosigkeit kann die Lebensqualität erheblich beeinträchtigen und zu **Tagesmüdigkeit**, Stimmungsschwankungen und einer Beeinträchtigung der kognitiven Funktionen führen.

2. **Obstruktive Schlafapnoe (OSA)** : Die **obstruktive** Schlafapnoe kommt auch bei älteren Menschen häufig vor, insbesondere bei solchen, die an Übergewicht oder Herz-Kreislauf-Erkrankungen leiden. Sie äußert sich durch wiederholte Atemstillstände während des Schlafs, was zu häufigem Aufwachen und übermäßiger Tagesschläfrigkeit führt. Apnoe kann auch das Risiko für schwerwiegende Komplikationen wie Bluthochdruck, Schlaganfall und Herzerkrankungen erhöhen.

3. **Restless-Legs-Syndrom**: Dieses Syndrom ist gekennzeichnet durch einen unwiderstehlichen Drang, die Beine zu bewegen, oft begleitet von unangenehmen kribbelnden oder brennenden Empfindungen, die vor allem in Ruhephasen, insbesondere nachts, auftreten. Diese Störung ist besonders für ältere Menschen lästig, da sie zu Einschlafschwierigkeiten und nächtlichem Aufwachen führt.

4. **Störungen des zirkadianen Rhythmus: Störungen des zirkadianen Rhythmus** sind bei älteren Menschen aufgrund der veränderten biologischen Uhr häufig anzutreffen. Viele ältere Menschen klagen darüber, dass sie morgens sehr früh aufwachen oder viel früher ins Bett gehen müssen als in jüngeren Jahren. Dies kann durch das Fehlen einer starren Tagesroutine oder durch längere Phasen der Inaktivität noch verschlimmert werden.

5. **Fragmentierter Schlaf**: Mit zunehmendem Alter **wird** der **Schlaf naturgemäß leichter** und fragmentierter. Nächtliches Aufwachen kann verschiedene Ursachen haben, z. B. Nykturie (häufiger Harndrang in der Nacht), Schmerzen oder Umgebungsgeräusche. Dies kann dazu führen, dass die Tiefschlafphasen, die für die körperliche und geistige Erholung entscheidend sind, kürzer ausfallen.

Erschwerende Faktoren

Neben den Schlafstörungen selbst gibt es mehrere Faktoren, die für ältere Menschen typisch sind und die Schlafprobleme verschlimmern können.

1. **Komorbiditäten**: Chronische Krankheiten wie Bluthochdruck, Herzinsuffizienz, COPD oder Diabetes wirken sich auf den Schlaf aus. Beispielsweise stört die nächtliche Kurzatmigkeit bei Patienten mit Herzinsuffizienz oder COPD den Schlaf. Auch chronische Schmerzen aufgrund von Osteoarthritis oder Neuropathien können eine gute Schlafqualität verhindern.

2. **Medikation** : Ältere Menschen nehmen oft mehrere Medikamente gleichzeitig ein (Polymedikation), und einige von ihnen haben Nebenwirkungen, die den Schlaf stören. Beispielsweise können Diuretika, die zur Behandlung von Bluthochdruck eingesetzt werden, zu häufigem nächtlichen Wasserlassen führen, während Beruhigungsmittel oder Antidepressiva übermäßige Tagesschläfrigkeit oder paradoxe Schlaflosigkeit hervorrufen können.

3. **Psychologische Probleme**: Angstzustände, Depressionen und Einsamkeit, die bei älteren Menschen häufig auftreten, wirken sich direkt auf die Schlafqualität aus. Sorgen um die Gesundheit, den Verlust der Selbstständigkeit oder Trauer können Schlafstörungen verschlimmern und erfordern eine zusätzliche psychologische Betreuung.

Spezifische Behandlung von Schlafstörungen bei älteren Menschen

Die Verbesserung der Schlafqualität bei älteren Menschen beruht auf einem **ganzheitlichen Ansatz**, der medizinische Maßnahmen, nichtpharmakologische Pflege und die Anpassung der Umgebung miteinander verbindet. Die Pflegekraft spielt in Verbindung mit dem medizinischen Team eine zentrale Rolle bei der Umsetzung und Überwachung dieser Maßnahmen.

Verbesserung der Schlafhygiene

Der erste Schritt, um den Schlaf älterer Menschen zu verbessern, ist die Einführung einer **guten Schlafhygiene**. Dabei handelt es sich um Praktiken, die einen guten Schlaf fördern und das nächtliche Aufwachen verringern können.

1. **Aufrechterhaltung einer regelmäßigen Routine**: Es ist wichtig, dass ältere Menschen eine **regelmäßige Schlafroutine** einhalten und jeden Tag zu festen Zeiten ins Bett gehen und aufstehen. Diese Regelmäßigkeit hilft, ihre biologische Uhr zu stärken und erleichtert ihnen das Einschlafen.

2. **Schlafumgebung optimieren**: Die Pflegekraft kann eingreifen, um die Schlafumgebung anzupassen, indem sie dafür sorgt, dass das Zimmer bequem, ruhig und gut belüftet ist. Die **Temperatur** sollte angenehm sein, das Licht gedämpft und die Geräusche so weit wie möglich eingeschränkt. Auch die Verwendung einer geeigneten Matratze und ergonomischer Kissen kann den Komfort erhöhen.

3. **Lange Nickerchen reduzieren**: Obwohl Nickerchen vorteilhaft sind, können sie den Nachtschlaf stören, wenn sie zu lang oder zu spät sind. Die Pflegekraft sollte kurze Nickerchen (20 bis 30 Minuten) und am frühen Nachmittag fördern, um das Einschlafen am Abend nicht zu stören.

4. **Aufputschmittel einschränken** : Es wird empfohlen, den Konsum von **anregenden** Substanzen am Ende des Tages zu vermeiden, z. B. Koffein (Tee, Kaffee, Energydrinks)

oder zu üppige Mahlzeiten, da diese den Schlaf stören
können.

Umgang mit spezifischen Störungen

1. **Behandlung von Schlafapnoe**: Bei älteren Menschen mit
   obstruktiver Schlafapnoe kann die Verwendung eines
   **Geräts zur kontinuierlichen positiven Druckbeatmung
   (CPAP)** die Schlafqualität erheblich verbessern. Die
   Pflegekraft sollte sicherstellen, dass das Gerät richtig
   angewendet wird und dass sich der Patient mit der Maske
   wohlfühlt.

2. **Überwachung der Nebenwirkungen von
   Medikamenten** : Die Pflegekraft sollte auf
   Nebenwirkungen von Medikamenten achten,
   insbesondere auf solche, die den Schlaf beeinträchtigen,
   und diese mit dem medizinischen Team besprechen, um
   Anpassungen in Betracht zu ziehen. Dies kann die
   Änderung der Einnahmezeiten der Medikamente oder die
   Reduzierung der Dosis beinhalten, um nächtliche
   Störungen zu minimieren.

3. **Schmerzbehandlung**: Eine **wirksame
   Schmerzbehandlung** ist entscheidend, um den Schlaf
   älterer Menschen mit chronischen Schmerzen zu
   verbessern. Die Pflegekraft kann nicht-pharmakologische
   Lösungen anbieten, z. B. die Verwendung von
   ergonomischen Kissen, leichte Massagen oder
   Entspannungstechniken vor dem Schlafengehen.

Nicht-pharmakologische Ansätze

Nicht-medikamentöse Therapien sind bei der Behandlung von Schlafstörungen bei älteren Menschen oft vorzuziehen, da sie weniger wahrscheinlich Nebenwirkungen verursachen.

1. **Kognitive Verhaltenstherapie** (KVT): Die KVT ist ein wirksamer Ansatz zur Behandlung von chronischer Schlaflosigkeit. Sie hilft den Patienten, Verhaltensweisen und Gedanken, die den Schlaf stören, zu erkennen und zu verändern. Die Pflegekraft kann den Patienten dazu ermutigen, Entspannungstechniken anzuwenden, seine ängstlichen Gedanken in Bezug auf den Schlaf umzustrukturieren und bestimmte Anweisungen zu befolgen, um seinen Schlafrhythmus zu verbessern.

2. Entspannungstechniken: Entspannungstechniken wie **tiefes Atmen**, **Visualisierung** oder **geführte Meditation** können helfen, Ängste zu reduzieren und ein schnelleres Einschlafen zu fördern.

3. **Lichtexposition**: Bei älteren Menschen mit Störungen des zirkadianen Rhythmus kann die **Exposition gegenüber natürlichem Licht** während des Tages sehr vorteilhaft sein, um die biologische Uhr **zu** regulieren. Die Pflegekraft kann zu täglichen Spaziergängen oder zur Verwendung von Lichttherapielampen ermutigen.

• Schlaf bei Kindern : Die Rolle der Pflegekraft bei der Überwachung von pädiatrischen Schlafstörungen
  ◦ Obstruktives Apnoe-Syndrom bei Kindern
Das **obstruktive Schlafapnoe-Syndrom (OSAS) bei Kindern** ist eine Atemwegserkrankung, die durch **wiederholte Unterbrechungen** der **Atmung** während des Schlafs gekennzeichnet ist, die durch eine teilweise oder vollständige

Blockierung der oberen Atemwege verursacht werden. Diese Störung ist besonders besorgniserregend, da sie erhebliche Auswirkungen auf die körperliche, kognitive und emotionale Entwicklung des Kindes haben kann. Im Gegensatz zu Erwachsenen, bei denen OSA häufig mit Fettleibigkeit einhergeht, gehören bei Kindern anatomische Anomalien wie vergrößerte Tonsillen und adenoide Vegetationen zu den Hauptursachen. Eine **frühzeitige Diagnose** und eine **angemessene Behandlung** sind entscheidend, um Komplikationen zu verhindern und die Lebensqualität der jungen Patienten zu verbessern.

Klinische Manifestationen von OSA bei Kindern

Die Symptome von OSA bei Kindern können schwer zu erkennen sein, da sie sich oft von denen unterscheiden, die bei Erwachsenen beobachtet werden. Die nächtlichen und tagsüber auftretenden Manifestationen sind vielfältig und es ist wichtig, sie zu erkennen, um eine frühzeitige Diagnose zu ermöglichen.

Nächtliche Symptome

1. **Häufiges Schnarchen** : Das häufigste Anzeichen einer obstruktiven Apnoe bei Kindern ist ein **regelmäßiges**, oft lautes und störendes **Schnarchen**. Dieses Schnarchen kann von **Atempausen** (Apnoen) unterbrochen werden, auf die ein abruptes Wiederaufnehmen der At**mung** folgt, manchmal begleitet von Hecheln oder Erstickungsgeräuschen. Diese Episoden treten mehrmals pro Nacht auf und führen zu einem fragmentierten Schlaf.

2. **Mundatmung**: Viele Kinder mit OSA atmen im Schlaf hauptsächlich durch den Mund, weil die Nasenwege blockiert sind oder die Mandeln und die adenoiden Vegetationen vergrößert sind. Die **nächtliche Mundatmung** kann zu Mundtrockenheit, Halsschmerzen beim Aufwachen und sogar zu Zahnkaries führen.

3. **Nächtliche Unruhe** : Kinder mit OSA haben oft einen **sehr unruhigen** Schlaf. Sie wechseln nachts häufig ihre Position, ziehen an ihrer Bettdecke oder ihrem Kissen und wachen möglicherweise schweißgebadet auf. Diese nächtliche Unruhe ist auf den Kampf zurückzuführen, die Atemwege offen zu halten.

4. **Nächtliche Enuresis** : **Enuresis nocturna** (Bettnässen) kommt bei Kindern mit OSA häufiger vor. Wiederholte Apnoen können zu hormonellen Ungleichgewichten führen, die die Kontrolle der Blase während des Schlafs beeinträchtigen.

Tagessymptome

Die Auswirkungen von OSA beschränken sich nicht auf die Nacht. Tagsüber zeigen Kinder mit diesem Syndrom häufig **Symptome von Schlafentzug**, die mit anderen Störungen verwechselt werden können.

1. **Tagesschläfrigkeit**: Im Gegensatz zu Erwachsenen, bei denen Tagesschläfrigkeit ein klassisches Symptom der Apnoe ist, können Kinder mit OSA anstelle von offensichtlicher Müdigkeit Anzeichen von **Hyperaktivität** aufweisen. Diese Hyperaktivität wird oft fälschlicherweise als Aufmerksamkeitsdefizit-/Hyperaktivitätsstörung (ADHS) interpretiert.

2. **Konzentrationsprobleme**: Der Mangel an tiefem und erholsamem Schlaf führt zu Konzentrations- und Lernschwierigkeiten. Dies kann zu **schlechten Schulleistungen**, Gedächtnis- und Denkproblemen und erhöhter Reizbarkeit führen.

3. Wachstumsverzögerung: OSA kann auch das **Wachstum** eines Kindes beeinträchtigen. Der Mangel an Tiefschlaf stört die Ausschüttung von Wachstumshormonen, was zu einer Verzögerung der körperlichen Entwicklung führen

kann, einschließlich einer unzureichenden Gewichtszunahme oder einer im Vergleich zum Alter geringen Körpergröße.

Ursachen und Risikofaktoren für OSA bei Kindern

Das **obstruktive Schlafapnoe-Syndrom bei Kindern** wird in der Regel mit anatomischen Ursachen in Verbindung gebracht, obwohl auch andere Faktoren zu seiner Entstehung beitragen können.

1. **Vergrößerte Mandeln und adenoide Vegetationen**: Bei den meisten Kindern mit OSA sind **vergrößerte Mandeln und adenoide Vegetationen** für die Blockierung der oberen Atemwege verantwortlich. Diese Strukturen, die sich hinter dem Hals und der Nase befinden, werden vor allem bei kleinen Kindern zu groß, wodurch eine reibungslose Atmung im Schlaf verhindert wird.

2. **Fettleibigkeit**: Obwohl sie bei Kindern seltener vorkommt als bei Erwachsenen, ist **Fettleibigkeit** ein Risikofaktor für OSA. Die Ansammlung von Fettgewebe um die Atemwege herum kann dazu beitragen, dass diese während des Schlafs teilweise blockiert werden.

3. **Kraniofaziale Anomalien**: Bestimmte anatomische Anomalien, wie ein **zurückgezogenes Kinn** (Retrognathie) oder ein **schmaler Gaumen**, können zu einer Obstruktion der Atemwege führen und das Risiko einer OSA erhöhen. Kinder mit Syndromen wie Trisomie 21 oder dem Pierre-Robin-Syndrom sind diesem Risiko besonders ausgesetzt.

4. **Familienanamnese**: Es gibt auch eine **genetische Komponente** bei OSA. Kinder, deren Eltern an Schlafapnoe leiden, entwickeln diese Störung mit größerer Wahrscheinlichkeit.

Folgen einer unbehandelten OSA bei Kindern

Wenn das obstruktive Schlafapnoe-Syndrom nicht diagnostiziert und behandelt wird, kann es **schwerwiegende Folgen** für die körperliche und geistige Gesundheit des Kindes sowie für seine langfristige Entwicklung haben.

1. **Verzögerte Entwicklung** : Die häufige Unterbrechung der Tiefschlafzyklen stört das **körperliche Wachstum** und die **neurologische Entwicklung**. Bei einem Kind mit unbehandelter OSA kann es zu Verzögerungen in der motorischen und kognitiven Entwicklung kommen.

2. **Verhaltensstörungen** : Kinder mit OSA können unter **Verhaltensproblemen** wie Aggressivität, Angstzuständen oder Depressionen leiden. Stimmungsstörungen sind häufig, da sich Schlafmangel direkt auf die emotionale Regulation auswirkt.

3. **Herz-Kreislauf-Komplikationen**: Die obstruktive Schlafapnoe führt zu einer verringerten Sauerstoffzufuhr während der Nacht, was das Herz-Kreislauf-System beeinträchtigen kann. Langfristig kann eine unbehandelte OSA zu **Bluthochdruck** führen und das Risiko von **Herzerkrankungen** im Erwachsenenalter erhöhen.

4. **Schulische Schwierigkeiten**: Konzentrationsstörungen, Müdigkeit und Gedächtnisprobleme aufgrund von Apnoe können zu **Schulversagen** und langfristigen Lernschwierigkeiten führen. Bei diesen Kindern kann ADHS auch falsch diagnostiziert werden, was eine angemessene Behandlung verzögert.

Diagnose von OSA bei Kindern

Die Diagnose von OSA bei Kindern beruht auf einer **gründlichen klinischen Beurteilung** und spezialisierten Untersuchungen.

1. **Klinische Untersuchung**: Der Arzt befragt zunächst die Eltern zu den Schlafgewohnheiten des Kindes und den beobachteten Symptomen. Bei einer körperlichen Untersuchung wird geprüft, ob Risikofaktoren wie vergrößerte Mandeln oder adenoide Vegetationen oder Gesichtsanomalien vorliegen.

2. **Polysomnografie**: Der genaueste Test zur Diagnose von OSA ist die **Polysomnografie** (oder Schlafstudie). Diese Untersuchung wird in der Regel in einem Labor durchgeführt und umfasst die Überwachung mehrerer Parameter während des Schlafs des Kindes, wie Atmung, Sauerstoffgehalt, Augenbewegungen und Gehirnaktivität. Dadurch können die Häufigkeit und der Schweregrad von Apnoe-Episoden gemessen werden.

Behandlung von OSA bei Kindern

Die Behandlung von OSA bei Kindern hängt von der zugrunde liegenden Ursache und dem Schweregrad der Symptome ab. Je nach Situation sind verschiedene Ansätze möglich.

1. **Entfernung der Tonsillen und der adenoiden Vegetationen**: Für die meisten Kinder mit OSA, die mit vergrößerten Tonsillen und adenoiden Vegetationen zusammenhängt, ist eine **Operation** die Standardbehandlung. Durch die Tonsillektomie und **Adenoidektomie** werden die oberen Atemwege freigelegt und die Atmung während des Schlafs verbessert.

2. **Continuous Positive** Airway **Pressure Ventilation (CPAP)**: In Fällen, in denen eine Operation nicht wirksam oder nicht angezeigt ist, wird die **CPAP-Methode** eingesetzt. Dieses Gerät gibt Druckluft durch eine Nasenmaske ab und hält so die Atemwege während des Schlafs offen.

3. **Gewichtsabnahme**: Bei übergewichtigen Kindern kann eine allmähliche **Gewichtsabnahme** unter Anleitung eines Gesundheitsexperten dazu beitragen, die Symptome der OSA zu verringern, indem der Druck auf die Atemwege verringert wird.

4. **Kieferorthopädische Behandlung**: In einigen Fällen können **kieferorthopädische Apparaturen** erforderlich sein, um Zahn- oder kraniofaziale Anomalien zu korrigieren, die zu einer Atemwegsobstruktion beitragen.

   ○ Atmungsstörungen und neurologische Schlafstörungen bei Kindern

Respiratorische und neurologische Schlafstörungen bei Kindern stellen aufgrund ihrer Auswirkungen auf die Gesundheit und die gesamte Entwicklung des Kindes eine komplexe medizinische Herausforderung dar. Diese Störungen können die Schlafqualität beeinträchtigen, die Atemfunktionen stören und sich auf die kognitiven Fähigkeiten, das Verhalten und das allgemeine Wohlbefinden auswirken. Während schlafbezogene Atmungsstörungen wie die obstruktive Apnoe relativ gut bekannt sind, werden neurologische Störungen wie Narkolepsie oder Parasomnien oft weniger erkannt. Eine angemessene Behandlung und sorgfältige Überwachung sind entscheidend, um langfristigen Komplikationen vorzubeugen und den Kindern einen für ihre Entwicklung wichtigen erholsamen Schlaf zu ermöglichen.

Schlafbezogene Atmungsstörungen bei Kindern

Schlafbezogene Atmungsstörungen sind bei Kindern häufig und umfassen Zustände, bei denen die Atmung während des Schlafs gestört ist, was zu häufigem Aufwachen, Tagesschläfrigkeit und Auswirkungen auf die Entwicklung und die Lebensqualität führt. Die häufigste dieser Störungen ist das **obstruktive Schlafapnoe-Syndrom (OSAS)**, aber auch andere Zustände wie primäres Schnarchen und Hypoventilation können Kinder betreffen.

Das obstruktive Schlafapnoe-Syndrom (OSA)

OSA ist eine der häufigsten Atemstörungen bei Kindern, die durch wiederholte Atempausen während des Schlafs gekennzeichnet ist, die durch eine teilweise oder vollständige Blockade der oberen Atemwege verursacht werden. Sie wird in der Regel durch **vergrößerte Mandeln und adenoide Vegetationen** verursacht, die den Luftstrom blockieren.

Zu den Symptomen von OSA bei Kindern gehören regelmäßiges **Schnarchen, Atempausen, Mundatmung** in der Nacht und Episoden von **nächtlicher Unruhe**. Diese Kinder können müde aufwachen und Anzeichen von **Tagesschläfrigkeit**, **Hyperaktivität** oder **Aufmerksamkeitsstörungen** aufweisen. Wird die OSA nicht behandelt, kann sie zu Komplikationen wie Wachstumsstörungen, Lungenhochdruck und Verhaltensproblemen führen.

Die Behandlung von OSA beruht häufig auf einer **Tonsillektomie** oder **Adenoidektomie**, um die Atemwege freizumachen. In einigen Fällen können jedoch auch Geräte wie die **kontinuierliche positive Druckbeatmung (CPAP)** eingesetzt werden.

Hypoventilation und zentrale Atmungsstörungen

Manche Kinder leiden an **Hypoventilation**, bei der die Kohlendioxidwerte im Blut während des Schlafs aufgrund einer unzureichenden Atmung ansteigen. Dieses Problem kann durch neurologische Erkrankungen wie das **kongenitale zentrale Hypoventilationssyndrom (CCHS)** verursacht werden, bei dem das Gehirn die Atmung während des Schlafs nicht richtig regulieren kann. Kinder mit dieser Erkrankung wachen möglicherweise als Reaktion auf eine Kohlendioxidansammlung nicht auf, was gefährlich sein kann.

Zentrale Atmungsstörungen, zu denen auch die zentrale Schlafapnoe gehört, treten auf, wenn das Gehirn vorübergehend aufhört, den Muskeln zu signalisieren, dass sie atmen sollen. Diese Störungen sind weniger häufig als OSA, werden aber oft bei Kindern mit neurologischen oder kardialen Erkrankungen beobachtet. Zur Diagnose ist häufig eine **Polysomnografie** erforderlich, und die Behandlung kann eine **künstliche Beatmung** oder eine regelmäßige Überwachung der Atemfunktionen umfassen.

Neurologische Schlafstörungen bei Kindern

Neurologische Schlafstörungen wirken sich direkt auf die Mechanismen zur Regulierung von Schlaf und Wachheit aus und führen zu Symptomen, die manchmal subtil sind, aber tiefgreifende Auswirkungen auf das tägliche Leben des Kindes haben. Zu diesen Störungen gehören Zustände wie **Narkolepsie, Parasomnien** (Schlafwandeln, Nachtschrecken) und **Wachsamkeitsstörungen**.

Narkolepsie bei Kindern

Narkolepsie ist eine chronische neurologische Störung, die die Regulierung von Schlaf und Wachheit beeinträchtigt. Obwohl sie selten ist, kann Narkolepsie bereits in der Kindheit auftreten und zu übermäßiger Tagesschläfrigkeit, plötzlichen Episoden unkontrollierbaren Schlafs (Schlafattacken) und Episoden von **Kataplexie** (plötzlicher Verlust des Muskeltonus, ausgelöst durch starke Emotionen) führen.

Kinder mit Narkolepsie können auch **hypnagogische Halluzinationen** (intensive Visionen oder Empfindungen, die beim Einschlafen auftreten) und **Schlaflähmungen** (vorübergehende Unfähigkeit, sich beim Aufwachen zu bewegen oder zu sprechen) haben. Diese Symptome können für Kinder und ihre Eltern verwirrend und beängstigend sein.

Die Diagnose der Narkolepsie beruht auf spezifischen Tests wie **der Polysomnographie** und dem **Multiple-Lateinschlaf-Test (MLT)**, die die Schlafzyklen und das ungewöhnlich schnelle

Einsetzen des REM-Schlafs messen. Die Behandlung der Narkolepsie umfasst häufig wachsamkeitsfördernde Medikamente wie Modafinil sowie Verhaltensmaßnahmen wie die Anpassung der Schlafenszeiten und die Planung von Tagesschläfchen.

Parasomnien bei Kindern

Parasomnien umfassen eine Reihe von abnormalen Verhaltensweisen, die während des Schlafs auftreten, wie **Schlafwandeln**, **Nachtschrecken** und **häufige Albträume**. Diese Störungen treten bei Kindern häufiger auf als bei Erwachsenen und sind meist mit bestimmten Schlafphasen verbunden.

1. **Schlafwandeln**: Schlafwandeln ist eine Störung der Wachheit, die während des tiefen, langsamen Schlafs auftritt. Betroffene Kinder können aus dem Bett aufstehen, herumlaufen oder einfache Handlungen ausführen, während sie schlafen. Schlafwandeln kann durch Stress, Schlafentzug oder Fieber verschlimmert werden, verschwindet aber tendenziell im Jugendalter. Es ist wichtig, **die Umgebung** des Kindes zu **sichern**, um Unfälle während der Schlafwandlerepisoden zu vermeiden.

2. **Nachtschrecken**: Nachtschrecken treten gewöhnlich im ersten Drittel der Nacht während des Tiefschlafs auf und sind durch plötzliches Schreien, Panik und starke Unruhe gekennzeichnet. Im Gegensatz zu Albträumen können sich Kinder in der Regel nicht an Nachtschrecken erinnern. Diese Episoden können für Eltern beängstigend sein, aber sie sind oft harmlos und verschwinden tendenziell mit zunehmendem Alter.

3. **Häufige Albträume** : **Albträume** sind beängstigende Träume, die während des REM-Schlafs auftreten und dazu führen können, dass man mit genauen Erinnerungen an

das Traumerlebnis aufwacht. Sie treten bei Kindern häufig auf, vor allem in Zeiten von Stress oder Angst. Wenn die Albträume wiederkehrend werden und den Schlaf erheblich stören, kann es hilfreich sein, mit einem Psychologen zusammenzuarbeiten, um den Stress oder die zugrunde liegenden Faktoren in den Griff zu bekommen.

Behandlung von respiratorischen und neurologischen Schlafstörungen bei Kindern

Die **Behandlung** von Schlafstörungen bei Kindern beruht auf einer **genauen Diagnose** und einem individuellen Ansatz, der sich nach der Störung und ihrem Schweregrad richtet. Schlafbezogene Atmungsstörungen wie OSA erfordern häufig einen chirurgischen Eingriff oder die Verwendung eines Beatmungsgeräts, während neurologische Störungen wie Narkolepsie mit Medikamenten und Verhaltensanpassungen behandelt werden können.

1. **Polysomnografie**: Zur **Diagnose** von Schlafstörungen bei Kindern wird in der Regel eine **Polysomnografie** im Labor durchgeführt, bei der die Schlafzyklen, die Atmung und die Körperbewegungen während der Nacht beurteilt werden. Diese Untersuchung ist für die Diagnose von Schlafapnoe, Narkolepsie und anderen respiratorischen oder neurologischen Schlafstörungen von entscheidender Bedeutung.

2. **Chirurgische Eingriffe**: Bei OSA, das durch vergrößerte Mandeln oder adenoide Vegetationen verursacht wird, ist die **Tonsillektomie** oder **Adenoidektomie** häufig die erste Behandlungslinie. Durch diese Eingriffe werden die Atemwege frei gemacht und die Schlafqualität des Kindes verbessert.

3. **Verhaltenstherapien**: Bei Kindern, die unter **Parasomnien** wie Schlafwandeln oder Nachtangst leiden, können verhaltenstherapeutische Maßnahmen wirksam sein. Die Einführung einer beruhigenden

Schlafenszeitroutine, der Abbau von Stress und die Steuerung der Schlafzeiten können dazu beitragen, die Episoden zu reduzieren. In einigen Fällen kann eine **kognitive Verhaltenstherapie** (KVT) bei der Behandlung von Albträumen oder angstbedingten Schlafstörungen hilfreich sein.

4. **Medikamente**: Bei Kindern mit **Narkolepsie** können **wachheitsfördernde Medikamente** verschrieben werden, um die Qualität der Wachheit während des Tages zu verbessern. Die pharmakologische Behandlung kann auch Antidepressiva umfassen, um Kataplexie oder hypnagoge Halluzinationen zu reduzieren.

5. **Erziehung von Eltern und Kindern** : Die **Erziehung** der Eltern und des Kindes ist für den Umgang mit Schlafstörungen zu Hause von entscheidender Bedeutung. Die Eltern müssen lernen, Anzeichen einer Verschlechterung zu erkennen, die Schlafumgebung ihres Kindes anzupassen und mit medizinischen Fachkräften zusammenzuarbeiten, um eine umfassende Betreuung zu gewährleisten.

- Frauen und Schlaf: Auswirkungen der hormonellen Zyklen und der Schwangerschaft auf den Schlaf
  - Behandlung von schwangerschaftsbedingten Schlafstörungen (Restless-Legs-Syndrom, Schlaflosigkeit)

Die **Behandlung von schwangerschaftsbedingten Schlafstörungen** ist für das Wohlbefinden werdender Mütter von entscheidender Bedeutung. Während der Schwangerschaft haben viele Frauen aufgrund der hormonellen, körperlichen und psychologischen Veränderungen Schwierigkeiten, einen guten Schlaf aufrechtzuerhalten. Zu den häufigsten Störungen gehören **Schlaflosigkeit** und das **Restless-Legs-Syndrom** (RLS). Diese

Störungen können sich erheblich auf die Lebensqualität und die allgemeine Gesundheit von Schwangeren auswirken und erfordern geeignete Strategien, um die Symptome zu lindern und einen erholsamen Schlaf zu fördern. Durch eine frühzeitige und individuelle Behandlung können die mit Schlafentzug verbundenen Komplikationen verhindert und gleichzeitig der tägliche Komfort der Schwangeren verbessert werden.

Häufige Schlafstörungen während der Schwangerschaft

Während der Schwangerschaft sind Schlafstörungen häufig und können in verschiedenen Trimestern auftreten, je nach den **physiologischen Veränderungen** und **körperlichen Beschwerden**. Diese Störungen werden häufig im dritten Trimester verschlimmert, wenn die Gewichtszunahme, die Größe des Fötus und die physiologischen Bedürfnisse zunehmen.

Schlaflosigkeit

Schlaflosigkeit ist wahrscheinlich die häufigste Schlafstörung bei schwangeren Frauen. Sie kann sich durch Einschlafschwierigkeiten, häufiges nächtliches Aufwachen oder frühzeitiges Erwachen, ohne wieder einschlafen zu können, äußern. Die Ursachen für Schlaflosigkeit in der Schwangerschaft sind vielfältig und umfassen :

1. **Hormonelle Veränderungen**: Schwankungen des Östrogen- und **Progesteronspiegels** wirken sich auf die Schlafzyklen aus. Vor allem Progesteron erhöht die Tagesschläfrigkeit, kann aber dazu führen, dass der Nachtschlaf fragmentierter ist.

2. **Körperliches Unbehagen**: Mit fortschreitender Schwangerschaft werden die Beschwerden, die mit dem Wachstum des Fötus verbunden sind, immer größer. **Gewichtszunahme**, **Rückenschmerzen**, **Muskelkrämpfe** oder der **Druck auf die Blase** (der zu häufigem

185

nächtlichen Harndrang führt) können den Schlaf stören. Im dritten Trimester wird die Schwierigkeit, eine bequeme Schlafposition zu finden, zu einer Hauptquelle für Schlaflosigkeit.

3. **Angst und Stress**: Die Sorge um die Schwangerschaft, die Geburt oder die Ankunft des Babys kann zu **Angst** und **Stress** führen, was wiederum zu Schlaflosigkeit beiträgt. Viele Frauen fühlen sich nachts verstärkt beunruhigt, was zu Grübeln führt und es ihnen schwer macht, sich zu entspannen.

Restless-Legs-Syndrom (RLS)

Das **Restless-Legs-Syndrom** (RLS) ist eine weitere Schlafstörung, die häufig während der Schwangerschaft beobachtet wird. Sie betrifft etwa 10-30 % aller schwangeren Frauen, wobei die Prävalenz im dritten Trimester steigt. Das Syndrom ist durch ein **unangenehmes Gefühl** in den Beinen (Kribbeln, Stechen, Ziehen) gekennzeichnet, das mit einem unwiderstehlichen Drang einhergeht, die Beine zu bewegen, vor allem in Ruhe, aber auch beim Zubettgehen.

1. **Eisenmangel**: Eine der Hauptursachen für RLS während der Schwangerschaft ist ein **Mangel an Eisen** oder **Folsäure**. In der Schwangerschaft steigt der Eisenbedarf des Körpers, um das Wachstum des Fötus und die Produktion von roten Blutkörperchen zu unterstützen. Wenn dieser Bedarf nicht gedeckt wird, kann Eisenmangel die Symptome von RLS auslösen oder verschlimmern.

2. **Hormonelle Veränderungen**: **Hormonelle Veränderungen**, insbesondere ein erhöhter Progesteronspiegel, können ebenfalls eine Rolle bei der Entstehung von RLS spielen, da sie die Regulierung der Neurotransmitter verändern, die an der Kontrolle der Bewegungen der Gliedmaßen beteiligt sind.

RLS ist oft am Ende des Tages oder in der Nacht am stärksten, was das Einschlafen erschwert und den Schlaf stört. Die Störung kann auch zu häufigem Aufwachen und starker **Tagesmüdigkeit** führen.

Behandlung von Schlaflosigkeit während der Schwangerschaft

Die **Behandlung von Schlaflosigkeit** während der Schwangerschaft muss angepasst werden, wobei nicht-pharmakologische Ansätze bevorzugt werden, um die Risiken für Mutter und Fötus zu begrenzen. Ziel ist es, die Schlafhygiene zu verbessern, körperliche Beschwerden zu lindern und die mit der Schwangerschaft verbundenen Ängste zu bewältigen.

1. **Verbesserung der Schlafhygiene**: Eine gute Schlafhygiene zu pflegen ist entscheidend, um die Qualität der Nachtruhe zu verbessern. Dazu gehören einfache Gewohnheiten wie :

   ◦ **Etablieren** Sie **eine regelmäßige Routine**: Zu regelmäßigen Zeiten ins Bett zu gehen und aufzustehen hilft, die biologische Uhr zu synchronisieren.
   ◦ **Eine schlaffördernde Umgebung schaffen**: Das Schlafzimmer sollte ruhig, dunkel und kühl sein, mit einer geeigneten Matratze und Kissen, die den Körper stützen. Die Verwendung zusätzlicher Kissen zur Unterstützung von Bauch, Rücken und Beinen kann den Komfort erhöhen.
   ◦ **Zu lange Nickerchen einschränken**: Nickerchen können zwar gut für die Erholung sein, sollten aber vor allem am späten Nachmittag nicht länger als 30 Minuten dauern, um den Nachtschlaf nicht **zu** beeinträchtigen.

2. **Umgang mit Angst und Stress: Angst** ist eine häufige Ursache für Schlaflosigkeit während der Schwangerschaft.

Entspannungstechniken wie **tiefes Atmen, Meditation** oder **pränatales Yoga** können helfen, den Geist vor dem Schlafengehen zu beruhigen. Die **kognitive Verhaltenstherapie (CBT)**, die auf schlafstörende Gedanken und Verhaltensweisen abzielt, kann besonders für Frauen mit chronischer Schlaflosigkeit hilfreich sein.

3. **Aufputschmittel reduzieren**: Schwangere Frauen sollten vor allem am Ende des Tages auf **anregende** Substanzen wie Koffein verzichten. Auch schwere oder scharfe Mahlzeiten am Abend sollten vermieden werden, da diese zu Sodbrennen führen und den Schlaf beeinträchtigen können.

4. **Umgang mit körperlichen Beschwerden**: Die Verwendung von Kissen zur **Unterstützung von Bauch und Beinen**, das Liegen auf der linken Seite (um die Blutzirkulation zum Fötus zu verbessern) und das Tragen von bequemer Kleidung können das nächtliche Wohlbefinden verbessern. Bei Rückenschmerzen können sanfte Übungen zur **Muskelstärkung** oder pränatale Massagen hilfreich sein.

Behandlung des Restless-Legs-Syndroms (RLS) während der Schwangerschaft

Die Behandlung von RLS während der Schwangerschaft beruht auf **Verhaltensmaßnahmen** und manchmal auch auf Ernährungsanpassungen, da ein Zusammenhang zwischen RLS und Eisenmangel besteht.

1. **Eisensupplementierung**: Wenn bei einer schwangeren Frau ein Eisen- oder **Folsäuremangel** festgestellt wird, kann eine entsprechende Supplementierung die Symptome von RLS signifikant verbessern. Es ist wichtig, dass die **Ferritinwerte** während der Schwangerschaft überwacht werden und die Behandlung entsprechend angepasst wird.

2. **Mäßige körperliche Aktivität**: Sanfte Übungen wie **Spazierengehen**, **pränatales Yoga** oder Beinstreckungen können helfen, die RLS-Symptome zu verringern, indem sie die Durchblutung steigern und die Muskelentspannung verbessern. Es wird empfohlen, zu intensive Übungen am Abend zu vermeiden, da sie das RLS verschlimmern können.

3. Entspannungstechniken: Entspannungstechniken wie ein **warmes Bad** vor dem Schlafengehen, **Beinmassagen** oder das Auflegen von **warmen** oder kalten **Kompressen** können das Unbehagen in den Beinen vorübergehend lindern und das Einschlafen fördern.

4. **Vermeidung von Auslösern**: Bestimmte Gewohnheiten können die Symptome von RLS verschlimmern. Zum Beispiel kann der Konsum von **Koffein** und **Zucker** das Gefühl von unruhigen Beinen verstärken. Es ist ratsam, sie einzuschränken, vor allem am Ende des Tages.

Kapitel 11

Umgang mit nächtlichen Notfällen und angemessene Reaktionen

- Herz- und Atemnotfälle während der Schlafstudien

Herz- und Atemwegsnotfälle, die während Schlafstudien auftreten, sind kritische Ereignisse, die ein schnelles Eingreifen und eine sorgfältige Überwachung erfordern. Solche Notfälle können im Rahmen einer polysomnografischen Studie auftreten, die zur Diagnose verschiedener Schlafstörungen wie der obstruktiven Schlafapnoe verwendet wird, oder bei der Überwachung von Patienten mit schweren Grunderkrankungen. Patienten, die an solchen Studien teilnehmen, können aufgrund nicht diagnostizierter oder schlecht kontrollierter Herz- oder Atemwegserkrankungen oder einer durch Schlafstörungen verschärften Anfälligkeit ein **erhöhtes Risiko** für Komplikationen aufweisen. Daher ist es von entscheidender Bedeutung, dass die Angehörigen der Gesundheitsberufe, einschließlich der Pflegekräfte, gut darauf vorbereitet sind, die Warnsignale dieser Notfälle zu erkennen und angemessen einzugreifen, um die Sicherheit des Patienten zu gewährleisten.

Herznotfälle während der Schlafstudien

Herznotfälle, die während einer Schlafstudie auftreten können, stehen häufig im Zusammenhang mit vorbestehenden Störungen wie **Herzinsuffizienz, Arrhythmien** oder **koronarer Herzkrankheit**, können aber auch durch schwere Apnoen oder andere schlafbezogene Atmungsstörungen ausgelöst oder verschlimmert werden. Zu den häufigsten Ereignissen gehören **schwere Herzrhythmusstörungen, Angina-pectoris-Anfälle** (Brustschmerzen aufgrund einer Ischämie des Herzens) und in den schlimmsten Fällen ein **Herzinfarkt**.

Nächtliche Arrhythmien

Herzrhythmusstörungen wie **Vorhofflimmern, ventrikuläre Tachykardien** oder **ventrikuläre Extrasystolen** können durch **Schlafapnoen** und die daraus resultierende Sauerstoffentsättigung ausgelöst oder verschlimmert werden. Bei einer Apnoe führt der vorübergehende Atemstillstand zu einem Abfall der Sauerstoffversorgung im Blut und zu einer Aktivierung des sympathischen Nervensystems, wodurch die Herzfrequenz ansteigt und der Blutdruck erhöht wird. Diese Situation kann bei Patienten mit **kardialen Risikofaktoren** kritisch werden, da sie Episoden von Arrhythmien oder Angina-pectoris-Anfällen begünstigen kann.

Während einer Schlafstudie ist die Überwachung **der** Herzfrequenzschwankungen mit Hilfe von Herzfrequenzsensoren und EKG-Elektroden, die in die Polysomnographie integriert sind, von entscheidender Bedeutung. Die Fachkräfte sollten auf Anzeichen einer extremen **Tachykardie** oder **Bradykardie** sowie auf Unregelmäßigkeiten achten, die auf eine kardiale Dekompensation hinweisen könnten. Wenn eine schwere Arrhythmie festgestellt wird, kann ein sofortiges medizinisches Eingreifen erforderlich sein, einschließlich der Verabreichung von antiarrhythmischen Medikamenten oder der Einrichtung einer verstärkten **Herzüberwachung**.

Myokardinfarkt und Angina-Anfälle

Ein **Herzinfarkt** ist eine der schwerwiegendsten Komplikationen, die während einer Schlafstudie auftreten können, insbesondere bei Patienten mit **koronarer Herzkrankheit** oder **akutem Koronarsyndrom**. Hypoxie-Episoden, die durch schwere obstruktive Apnoen verursacht werden, erhöhen den Stress auf das Herz und können einen Herzinfarkt auslösen, vor allem in der Aufwachphase oder bei schwerer Entsättigung.

Zu den Anzeichen, auf die Sie achten sollten, gehören starke **Brustschmerzen**, die oft in den Arm, den Kiefer oder den Rücken ausstrahlen und von **kaltem Schweiß**, **Übelkeit** oder einem Engegefühl begleitet werden. Die Pflegekraft sollte sofort das medizinische Team alarmieren und die Notfallprotokolle befolgen, die die Verabreichung von Sauerstoff, Nitratderivaten zur Schmerzlinderung und ggf. die Verlegung des Patienten auf eine Intensivstation zur kardiologischen Behandlung umfassen können.

Atemwegsnotfälle während der Schlafstudien

Atemnotfälle sind im Rahmen von Schlafstudien häufig, insbesondere bei Patienten mit **obstruktivem Schlafapnoe-Syndrom (OSA)** oder **chronischen Atemwegserkrankungen** wie **COPD** oder **Asthma**. Schlafbezogene Atmungsstörungen, zu denen obstruktive Apnoen, zentrale Apnoen und Hypoventilation gehören, können Sauerstoffentsättigungen, Hyperkapnie (erhöhter CO_2-Gehalt im Blut) verursachen und zu akutem Atemversagen führen.

Schwere Apnoen und Sauerstoffentsättigung

Bei Patienten mit **obstruktivem Schlafapnoe-Syndrom** führen wiederholte Apnoen zu Unterbrechungen des Luftstroms, was Episoden von **Hypoxämie** (niedriger Sauerstoffgehalt im Blut) zur Folge hat. Diese Episoden können kurz, aber häufig sein und zu schweren Entsättigungen führen, die den Schlaf stören und die kardiorespiratorische Funktion beeinträchtigen.

Eine **schwere** Sauerstoffentsättigung ist ein Atemnotfall, der zu schwerwiegenden Symptomen wie **Dyspnoe, Zyanose** (bläuliche Verfärbung der Lippen und Extremitäten), **Tachypnoe** (schnelle Atmung) und häufigem Erwachen mit Erstickungsgefühl führen kann. Wenn diese Anzeichen während einer Schlafstudie auftreten, muss der Pfleger sofort den zuständigen Arzt alarmieren. Die Behandlung besteht häufig in der Verabreichung von **Sauerstoff** oder der Anpassung der Einstellungen eines Geräts zur **kontinuierlichen Überdruckbeatmung (CPAP)**, um die Atemwege offen zu halten und eine normale Sauerstoffversorgung wiederherzustellen.

Akute Ateminsuffizienz

Eine **akute Ateminsuffizienz** kann bei Patienten mit Komorbiditäten wie COPD, Herzinsuffizienz oder anderen chronischen Lungenerkrankungen auftreten. Sie kann sich durch eine ausgeprägte **Atemnot**, die **Unfähigkeit, eine angemessene Sauerstoffsättigung aufrechtzuerhalten**, und eine **respiratorische Azidose** (Ansammlung von Kohlendioxid im Blut) äußern.

Während einer Schlafstudie sind Patienten mit COPD oder chronischer Ateminsuffizienz besonders anfällig für Komplikationen, die durch **Hypoventilation** oder Entsättigung entstehen. Eine akute Ateminsuffizienz äußert sich durch **Atemmüdigkeit** (Unfähigkeit, effizient zu atmen), **paradoxe** Atmung (abnormale Bewegung von Brust und Bauch) und Anzeichen einer schweren Hypoxie. In diesen Fällen muss unbedingt **Sauerstoff** verabreicht werden, und in den schlimmsten Situationen muss eine **assistierte Beatmung** wie die **nicht-invasive Beatmung** oder bei fortgeschrittenem Atemversagen eine **Intubation** und Verlegung auf die Intensivstation in Betracht gezogen werden.

Rolle der Pflegekraft und Notfallmaßnahmen

Der **Pflegehelfer** spielt eine entscheidende Rolle bei der Früherkennung von Herz- und Atemnotfällen während der Schlafstudien. Er oder sie steht an vorderster Front, um die **Vitalzeichen** zu überwachen, **Veränderungen im -Atem** oder Herzverhalten zu beobachten und **Anzeichen einer Verschlimmerung zu** erkennen.

1. **Überwachung der Vitalzeichen**: Die Pflegekraft sollte die während der Polysomnografie aufgezeichneten Parameter, einschließlich Sauerstoffsättigung, Herzfrequenz und Atmung, sorgfältig überwachen. Jede plötzliche Veränderung oder Verschlechterung dieser Parameter muss dem medizinischen Team sofort mitgeteilt werden.

2. **Schnelles Eingreifen** : Wenn ein Notfall erkannt wird, muss der Pflegende die spezifischen Notfallprotokolle des

Zentrums oder Krankenhauses befolgen, wie z. B. die Verabreichung von Sauerstoff, die Neupositionierung des Patienten zur Verbesserung der Atmung oder die Aktivierung von mechanischen Beatmungsgeräten, falls erforderlich.

3. **Koordination mit dem medizinischen Team**: Bei schweren Notfällen wie einem Myokardinfarkt oder akutem Atemversagen muss der Pflegehelfer die Maßnahmen mit dem medizinischen Team koordinieren und dabei die Vitalparameter kontinuierlich überwachen. Dies kann die Vorbereitung der Wiederbelebungsausrüstung, die Verabreichung von dringend verschriebenen Medikamenten oder die Organisation einer Verlegung auf eine Intensivstation umfassen.

4. **Rigorose Dokumentation**: Jede kritische Episode während einer Schlafstudie muss rigoros dokumentiert werden, mit Einzelheiten zu den Ereignissen, den durchgeführten Interventionen und der Entwicklung des Zustands des Patienten. Diese Dokumentation ist für die medizinische Nachsorge und die Anpassung der Behandlung von entscheidender Bedeutung.

• Schnelle Interventionen bei Atemstillständen bei CPAP-Patienten

Atemstillstände bei Patienten mit **kontinuierlicher positiver Druckbeatmung** (CPAP) erfordern **schnelle** und angemessene **Maßnahmen,** da sie einen lebensbedrohlichen Notfall darstellen können, insbesondere bei Patienten mit schweren Atemstörungen wie dem **obstruktiven Schlafapnoe-Syndrom** (OSA). CPAP ist eine wichtige Behandlung für diese Patienten, da sie die Atemwege während des Schlafs offen hält und so obstruktive Apnoen und Sauerstoffentsättigungen verhindert. Es kann jedoch vorkommen, dass es trotz CPAP zu Atemstillständen kommt, die ein sofortiges Eingreifen erfordern, um eine effektive Atmung wiederherzustellen und Komplikationen aufgrund von Hypoxie zu verhindern. In solchen Situationen spielt der Pfleger, der oft an vorderster Front steht, eine entscheidende Rolle, um das Problem schnell zu erkennen und angemessen einzugreifen.

Mögliche Ursachen für Atemstillstände unter CPAP

Bevor wir uns mit den Interventionen befassen, ist es wichtig zu verstehen, warum es bei einem CPAP-Patienten zu **Atemstillständen** kommen kann. Diese Ereignisse können mit mehreren Faktoren zusammenhängen:

1. **Luftleck an der Maske**: Ein häufiges Problem ist eine **schlecht sitzende** CPAP-Maske. Wenn die Maske nicht richtig sitzt oder der Luftdruck entweicht, können sich die Atemwege erneut verschließen, was zu Atemstillständen führt. Das Entweichen von Luft kann auch dazu führen, dass die Atemwege austrocknen, wodurch das Atmen erschwert wird.

2. **Unzureichende Druckeinstellungen**: Der vom CPAP-Gerät abgegebene Luftdruck muss hoch genug sein, um die Atemwege offen zu halten. Wenn die Druckeinstellungen zu niedrig sind, kann dies zu anhaltenden Apnoen führen. Umgekehrt kann ein zu hoher Druck zu häufigem Aufwachen oder Atemstörungen führen.

3. **Positionierung des Patienten** : Die Körperposition während des Schlafs, insbesondere wenn der Patient auf dem Rücken liegt, kann **Atemwegsobstruktionen** begünstigen, selbst wenn CPAP angewendet wird. Die Schwerkraft verschlimmert den Kollaps der weichen Gewebe im Rachenraum, insbesondere bei übergewichtigen Patienten oder bei Patienten mit vergrößerten Mandeln oder adenoidem Gewebe.

4. **Technische Probleme mit dem Gerät**: Eine technische Fehlfunktion des CPAP-Geräts, wie ein Stromausfall oder eine Fehlfunktion, kann die Zufuhr von Druckluft unterbrechen, was zu Atemstillständen führen kann.

5. **Zentrale Apnoen**: In einigen Fällen können Patienten eher eine **zentrale** als eine obstruktive Apnoe haben. Im Gegensatz zur obstruktiven Apnoe, bei der die Atemwege blockiert sind, tritt die zentrale Apnoe auf, wenn das Gehirn das Atemsignal nicht richtig weiterleitet. CPAP reicht möglicherweise nicht aus, um diese Art von Apnoe zu behandeln, und erfordert einen anderen Ansatz, wie z. B. die Verwendung einer Zweistufenbeatmung (BiPAP) oder eines speziellen Geräts für zentrale Apnoen.

Sofortige Interventionen bei Atemstillstand unter CPAP

Wenn es bei einem CPAP-Patienten zu Atemstillständen kommt, ist es entscheidend, **schnell und effektiv** einzugreifen, um die normale Atmung wiederherzustellen. Hier sind die Schritte, die Sie für eine optimale Behandlung befolgen sollten :

1. Überprüfen Sie den Sitz der Maske und stellen Sie CPAP ein

Der erste Schritt besteht darin, **den Sitz der Maske** zu **überprüfen**. Wenn sich die Maske bewegt hat oder ein sichtbares oder hörbares Luftleck vorhanden ist, kann dies zu einer Ineffizienz der CPAP-Methode führen. Die Maske muss daher korrekt neu positioniert werden, wobei darauf zu achten ist, dass sie eng am Gesicht des Patienten anliegt, ohne zu eng zu sitzen, was zu Unbehagen oder Hautreizungen führen könnte.

Wenn trotz eines guten Sitzes weiterhin Luft entweicht, ist es möglich, dass die **Maske** für den Patienten **ungeeignet ist**. In diesem Fall kann die Pflegekraft vorschlagen, eine andere Art von

Maske (Nasen-, Gesichts- oder Nasenlochmaske) auszuprobieren, um eine bessere Abdichtung zu gewährleisten.

2. Überprüfen Sie die Druckeinstellungen

Wenn der Atemstillstand trotz Anpassung der Maske anhält, müssen Sie unbedingt überprüfen, ob die Druckeinstellung **des CPAP-Systems** korrekt ist. Eine unzureichende Druckeinstellung wird nicht wirksam sein, um die Atemwege offen zu halten. Wenn die Einstellungen veränderbar sind, kann das Anpassen des Drucks helfen, das Problem zu beheben.

In manchen Fällen kann es notwendig sein, auf einen **zweistufigen Beatmungsmodus (BiPAP)** umzuschalten, bei dem zwischen zwei Druckstufen (inspiratorisch und exspiratorisch) gewechselt wird, wodurch eine angemessenere Atemunterstützung geboten wird, insbesondere bei Patienten mit zentralen Apnoen.

3. Die Position des Patienten ändern

Die **Position des Patienten** spielt eine Schlüsselrolle bei der Prävention von obstruktiven Apnoen. Wenn der Patient auf dem Rücken liegt, wird empfohlen, ihn in eine Seitenlage zu bringen. Die Seitenlage verringert das Risiko eines Kollapses der oberen Atemwege und fördert einen besseren Luftstrom. Die Pflegekraft kann Kissen oder Lagerungshilfen verwenden, um diese Position beizubehalten und den Komfort des Patienten zu erhöhen.

4. Überprüfen Sie die Funktion der Maschine

Es ist auch von entscheidender Bedeutung, dass Sie **die ordnungsgemäße Funktion** des CPAP-Geräts **überprüfen**. Technische Probleme, wie ein **Stromausfall** oder eine **Fehlfunktion des** Geräts, können dazu führen, dass die Zufuhr von Druckluft unterbrochen wird. Wenn ein Stromausfall festgestellt wird, kann es notwendig sein, das Gerät an eine Notstromquelle anzuschließen oder die elektrischen Anschlüsse zu überprüfen.

Wenn das **Gerät** ein mechanisches Problem oder einen Funktionsfehler aufweist, ist es entscheidend, das technische Team zu informieren oder **das Gerät auszutauschen**, wenn ein anderes zur Verfügung steht.

5. Verabreichung von Sauerstoff bei schwerer Entsättigung

Wenn der Atemstillstand zu einer erheblichen **Sauerstoffentsättigung** mit Anzeichen wie **Zyanose** (Blaufärbung der Lippen oder Finger) oder schwerer **Dyspnoe** führt, kann die Verabreichung von **zusätzlichem Sauerstoff** erforderlich sein, um eine normale Sauerstoffsättigung wiederherzustellen. In diesem Fall sollte der Pfleger den Sauerstoff über eine Maske oder eine Nasenbrille verabreichen und dabei weiterhin die Vitalparameter überwachen.

6. Überwachung der Vitalzeichen und kontinuierliche Bewertung

Es ist unbedingt erforderlich, die Vitalzeichen des Patienten **kontinuierlich zu überwachen**, insbesondere die Atemfrequenz, die Sauerstoffsättigung und die Herzfrequenz. Wenn Anomalien fortbestehen oder sich der Zustand des Patienten verschlechtert (erhöhte Tachykardie, kritischer Abfall der Sättigung), muss unbedingt **sofort das medizinische Team** für eine weitere Beurteilung **kontaktiert** werden.

7. Erkennen von Anzeichen einer zentralen Apnoe

Wenn die Apnoen trotz ausreichender Beatmung und guter Abdichtung der Maske anhalten, kann es sein, dass der Patient eine **zentrale Apnoe** hat. Diese Apnoen, die auf eine fehlende Atemsteuerung durch das Gehirn zurückzuführen sind, sprechen nicht auf eine herkömmliche CPAP an. In diesem Fall kann ein

Wechsel zu einer **zweistufigen Beatmung (BiPAP)** oder zu einem speziellen Gerät für zentrale Apnoen (wie die **adaptive Servoventilation**) erforderlich sein.

- Umgang mit Panikattacken oder nächtlicher Verwirrung bei Patienten

Der **Umgang mit nächtlichen Panikattacken oder Verwirrtheitszuständen** bei Patienten ist ein wesentlicher Aspekt der Pflege, insbesondere in Krankenhäusern oder spezialisierten Pflegeeinrichtungen wie Schlafstationen oder geriatrischen Abteilungen. Diese Anfälle, die bei Patienten mit unterschiedlichen Erkrankungen wie Angststörungen, Demenz oder Schlafstörungen auftreten können, erfordern ein schnelles und angemessenes Eingreifen, um den Patienten zu beruhigen, Komplikationen vorzubeugen und eine erholsame Schlafumgebung wiederherzustellen. Ein ruhiger, einfühlsamer und methodischer Ansatz ist entscheidend, um auf die unmittelbaren Bedürfnisse des Patienten einzugehen und gleichzeitig die Störungen seines mentalen Zustands so gering wie möglich zu halten.

Nächtliche Panikattacken: Ursachen und Erscheinungsformen

Nächtliche Panikattacken, die häufig mit Angststörungen wie der Panikstörung in Verbindung gebracht werden, können ohne Vorwarnung während des Schlafs auftreten. Diese Episoden können für die Betroffenen besonders verunsichernd sein, da sie in der Regel durch ein **plötzliches Erwachen** mit einem **intensiven Angstgefühl** ohne erkennbare Ursache gekennzeichnet sind und häufig von markanten körperlichen Symptomen begleitet werden.

Typische Symptome einer nächtlichen Panikattacke

- **Herzklopfen** oder **Tachykardie**
- **Erstickungsgefühl** oder Schwierigkeiten beim Atmen
- **Übermäßiges Schwitzen**
- **Muskelzittern** oder **-zuckungen**
- **Schwindel** oder **Schwächegefühl**
- Gefühl des **Kontrollverlusts** oder **intensive Angst**
- **Empfindungen eines drohenden Todes** oder einer drohenden Katastrophe

Diese Symptome können einige Minuten andauern, werden aber von den Patienten als äußerst belastend erlebt. Nach einem Anfall können die Patienten verwirrt und ängstlich sein und Schwierigkeiten haben, wieder zur Ruhe zu kommen oder sogar wieder einzuschlafen.

Interventionen bei nächtlichen Panikattacken

1. **Beruhigen Sie den Patienten und bauen Sie einen beruhigenden Kontakt auf.**
   Der erste Schritt besteht darin, den Patienten zu **beruhigen**, indem er ruhig spricht und eine sanfte, beruhigende Stimme verwendet. Die Pflegekraft sollte sich ruhig vorstellen, erklären, wo sie sich befindet, und den Patienten daran erinnern, dass er in Sicherheit ist. Es ist von entscheidender Bedeutung, ein Gefühl des Schutzes zu erzeugen, insbesondere wenn der Patient nach seinem plötzlichen Erwachen noch verwirrt oder desorientiert ist.

2. **Ermutigung zur kontrollierten Atmung**
   Eine der wirksamsten Möglichkeiten, eine Panikattacke zu lindern, besteht darin, den Patienten zu ermutigen, **seine Atmung** zu **kontrollieren**. Patienten mit Panikattacken atmen oft schnell und oberflächlich (Hyperventilation), was die körperlichen Symptome verschlimmert. Der

Betreuer kann den Patienten zu Übungen anleiten, bei denen er **langsam und tief atmet**. Beispielsweise könnte man den Patienten bitten, 4 Sekunden lang durch die Nase einzuatmen, 2 Sekunden lang den Atem anzuhalten und dann 6 Sekunden lang langsam durch den Mund auszuatmen.

3. **Reduzieren Sie die Reize aus der Umgebung.**
Die Umgebung kann eine Panikattacke verschlimmern. Es ist wichtig, **Reize** zu **reduzieren**, die die Angst verschlimmern können, wie helles Licht, störende Geräusche oder Aktivitäten in der Umgebung des Patienten. Wenn möglich, dämpfen Sie das Licht und schaffen Sie eine ruhige und stille Atmosphäre. Die Verwendung von beruhigenden Accessoires wie schweren Decken oder bequemen Kissen kann dazu beitragen, ein Gefühl der Sicherheit wiederherzustellen.

4. **Ermutigung zur Muskelentspannung**
Die progressive **Muskelentspannung** ist eine Technik, die helfen kann, Angstzustände zu verringern. Indem der Patient sanft angeleitet wird, verschiedene Muskelgruppen anzuspannen und wieder zu entspannen, beginnend bei den Füßen und allmählich zum Kopf hinauf, wird dem Körper die Möglichkeit gegeben, sich physisch zu entspannen, was die Intensität der Paniksymptome verringert.

5. **Vermeiden Sie die Verharmlosung der Symptome.**
Es ist wichtig, die Panikattacke **nicht zu verharmlosen**. Was der Patient erlebt, ist sehr real und intensiv. Anstatt Sätze wie "Mach dir keine Sorgen" oder "Es ist nichts passiert" zu sagen, ist es besser, die Gefühle des Patienten zu bestätigen und ihn zur Entspannung zu führen, indem man betont, dass die Krise vorübergehend ist und er nach und nach wieder zur Ruhe kommen wird.

Nächtliche Verwirrtheitsepisoden: Ursachen und Erscheinungsformen

Nachtverwirrung (oder Delirium **nocturna**) ist ein weiteres häufiges Phänomen, das vor allem bei älteren Menschen oder Patienten mit neurodegenerativen Erkrankungen wie der **Alzheimer-Krankheit** oder **vaskulärer Demenz** auftritt. Sie kann auch bei Patienten im Krankenhaus oder bei Patienten mit einem fragilen Gesundheitszustand auftreten, was auf **Schlafstörungen, Elektrolytungleichgewichte, Medikamente** oder **Infektionen** zurückzuführen ist. Diese Episoden äußern sich häufig in einem Zustand der **Unruhe, Angst** oder **Desorientierung,** oft verbunden mit einem plötzlichen Erwachen mitten in der Nacht.

Typische Symptome einer Nachtverwirrung

- **Desorientierung in Zeit und Raum** (der Patient weiß nicht mehr, wo er ist oder wie spät es ist)
- **Inkohärenz in den Aussagen** oder **wirre Rede**
- **Unruhe** oder **aggressives Verhalten** (Versuch aufzustehen, Herumlaufen, Verweigerung der Pflege)
- **Unbegründete Angst** oder **Furcht**
- Schwierigkeiten, vertraute Personen oder Orte zu erkennen

Diese Episoden können mehrere Minuten oder sogar Stunden dauern und werden häufig durch die Krankenhausumgebung oder Störungen der Schlafroutine verschlimmert.

Interventionen bei nächtlicher Verwirrtheit

1. **Den Patienten sanft neu orientieren**
   Während eines Verwirrtheitsanfalls ist es entscheidend, **den Patienten neu zu orientieren**, indem man ihn daran erinnert, wo er sich befindet, welche Tageszeit gerade ist und warum er hier ist. Dies kann auf wiederholte und ruhige Weise geschehen. Sagen Sie zum Beispiel: "Sie

sind im Krankenhaus, es ist 2 Uhr morgens, alles ist in Ordnung. Sie sind aufgewacht, aber Sie können wieder einschlafen".

2. **Schaffen Sie eine beruhigende Umgebung.**
Nächtliche Verwirrung wird oft durch Sinnesreize oder Veränderungen in der Umgebung verstärkt. Es ist hilfreich, das Licht zu dämpfen, dafür zu sorgen, dass der Patient sich wohlfühlt, und störende Geräusche zu begrenzen. Vertraute Gegenstände, wie eine Decke oder ein persönliches Kissen, können helfen, den Patienten zu beruhigen.

3. **Ermutigen Sie zu beruhigendem Körperkontakt**
Sanfter **Körperkontakt**, wie das Halten der Hand des Patienten oder das sanfte Auflegen einer Hand auf seine Schulter, kann ein Gefühl der Sicherheit vermitteln. Es ist wichtig, sich zu vergewissern, dass der Patient mit dieser Art von Kontakt einverstanden ist, da manche Menschen im Zustand der Verwirrung vor unerwarteten Berührungen zurückschrecken oder Angst haben können.

4. **Vermeidung von Konfrontation**
Wenn der Patient unruhig ist oder sich nicht beruhigen will, ist es äußerst wichtig, **Konfrontationen** oder autoritäre Befehle zu **vermeiden**, da diese die Unruhe noch verstärken könnten. Besser ist es, eine beruhigende Haltung einzunehmen und langsam zu sprechen, wobei Sie die notwendigen Informationen ruhig wiederholen, bis sich der Patient entspannt.

5. **Gewährleistung der Sicherheit des Patienten**
Wenn der Patient versucht, aufzustehen oder sich zu bewegen, während er verwirrt ist, besteht ein **erhöhtes Risiko, dass** er **stürzt**. Es ist wichtig, in der Nähe des Patienten zu bleiben, ihm zu helfen, sitzen oder liegen zu bleiben, und bei Bedarf Verstärkung zu rufen, um seine Sicherheit zu gewährleisten. Die Verwendung von

Bettgittern oder Bewegungsalarmen kann bei besonders sturzgefährdeten Patienten ebenfalls in Betracht gezogen werden.

6. **Auf zugrunde liegende Faktoren achten**
Nächtliche Verwirrtheit kann auf ein zugrunde liegendes medizinisches Problem hinweisen, wie z. B. Infektionen (insbesondere Harnwegsinfektionen bei älteren Menschen), Elektrolytstörungen oder medikamentöse Nebenwirkungen. Die Pflegekraft sollte solche Episoden dem medizinischen Team melden, um festzustellen, ob weitere Untersuchungen erforderlich sind oder die Behandlung angepasst werden muss.

• Notfallprotokolle: Die Bedeutung einer speziellen Ausbildung für Pflegehilfskräfte
Notfallprotokolle sind wichtige Hilfsmittel, um eine schnelle, wirksame und sichere Behandlung kritischer Situationen zu gewährleisten. Sie bieten einen strukturierten Rahmen, den Pflegekräfte befolgen müssen, um auf medizinische Notfälle zu reagieren, egal ob es sich um Atemwegs-, Herz-, neurologische oder andere Notfälle handelt. Die **Bedeutung einer speziellen Ausbildung für Pflegehilfskräfte** in diesen Situationen ist von entscheidender **Bedeutung**, da diese Gesundheitsfachkräfte häufig die ersten sind, die auf einen Notfall reagieren. Durch eine gründliche und kontinuierliche Ausbildung erwerben Pflegehilfskräfte die notwendigen Fähigkeiten, um die Anzeichen einer Verschlechterung des Gesundheitszustands schnell zu erkennen, Erste-Hilfe-Maßnahmen durchzuführen und effektiv mit dem medizinischen Team zusammenzuarbeiten.

Die Schlüsselrollen von Pflegekräften im Notfallmanagement

Krankenpflegehelfer sind an vorderster Front in der Patientenversorgung tätig. Ihre **Nähe zu den Patienten** und ihre Fähigkeit, Veränderungen des Gesundheitszustands schnell zu erkennen, machen sie zu wichtigen Akteuren in Notfällen. Obwohl es nicht ihre Aufgabe ist, eine medizinische Diagnose zu stellen, sind sie oft die ersten, die die Anzeichen einer Komplikation beobachten und Notfallprotokolle in Gang setzen. Ihre Reaktionsfähigkeit und ihre Fähigkeit, -Hilfe-Erste Maßnahmen durchzuführen, sind entscheidend, um den Patienten bis zum Eintreffen des medizinischen Teams zu stabilisieren.

Überwachung auf frühe Anzeichen

Ein wichtiger Teil der Rolle von Pflegekräften in Notfallsituationen ist die **Überwachung von Vitalzeichen** und frühen Symptomen, die eine Verschlechterung des Zustands des Patienten ankündigen können. Dazu gehört die regelmäßige Messung der Herzfrequenz, des Blutdrucks, der Sauerstoffsättigung und der Atemfrequenz, aber auch die Beobachtung von Veränderungen der körperlichen Erscheinung oder des Verhaltens des Patienten.

Zu den **frühen Anzeichen**, die auf einen Notfall hinweisen können, gehören :

- **Atemnot**: Schwierigkeiten beim Atmen, schnelle oder flache Atmung, Zyanose oder Anzeichen von Hypoxie (Sauerstoffmangel).
- **Brustschmerzen**: Ein Patient, der über Brustschmerzen klagt, erleidet möglicherweise einen Herzinfarkt.
- **Veränderung des Geisteszustands**: Eine plötzliche Veränderung des Bewusstseins, Verwirrung oder Krämpfe können auf einen neurologischen Notfall hinweisen.

- **Abrupter Abfall der Vitalparameter**: Schwere Hypotonie, Bradykardie oder Tachykardie oder kritischer Abfall der Sauerstoffsättigung.

Die Fähigkeit der Pflegekräfte, **diese Anzeichen schnell** zu **erkennen**, ist entscheidend für die Einleitung des Nothilfeprozesses.

Erstinterventionen und Anwendung von Protokollen

Krankenpflegehelfer/innen müssen **Notfallprotokolle** beherrschen, die auf verschiedene medizinische Situationen zugeschnitten sind. Diese Protokolle, die in Zusammenarbeit mit dem medizinischen Team entwickelt wurden, enthalten Einzelheiten zu den spezifischen Maßnahmen, die bei ‚Atemnot Herzstillstand, Schlaganfall oder anderen kritischen Situationen zu ergreifen sind. Zu den Erstmaßnahmen, die Pflegehilfskräfte durchführen können, gehören unter anderem:

1. **Hilferuf**: Bei den ersten Anzeichen eines Notfalls muss der Pflegende das Pflegeteam alarmieren, indem er das **Notrufsystem** aktiviert oder direkt mit dem Intensivpflegeteam Kontakt aufnimmt.

2. **Erste Wiederbelebungsmaßnahmen**: Bei einem Herz-Lungen-Stillstand muss der Pfleger darin geschult sein, die **Maßnahmen der kardiopulmonalen Reanimation (CPR)** einzuleiten, einschließlich der Thoraxkompressionen und, falls erforderlich, der Verwendung eines **automatisierten externen Defibrillators (AED)**. Diese frühzeitige Intervention erhöht die Überlebenschancen bei einem Herzinfarkt erheblich.

3. **Umgang mit Atemwegsobstruktionen**: Wenn ein Patient eine Atemwegsobstruktion aufweist, muss der Pflegende das **Heimlich-Manöver** anwenden, um die Atemwege freizumachen. Wenn dies nicht gelingt, muss er

möglicherweise Befreiungstechniken gemäß den spezifischen Protokollen seiner Einrichtung einleiten.

4. **Verabreichung von Sauerstoff**: Bei **Sauerstoffentsättigung** oder Atemnot kann der Pfleger nach entsprechender Schulung **Sauerstoff** über eine Maske oder eine Nasenbrille verabreichen, bis die Ärzte eintreffen. Es ist von entscheidender Bedeutung, dass Sie wissen, wie Sie den Sauerstofffluss entsprechend den Bedürfnissen des Patienten richtig einstellen.

Die Bedeutung der spezifischen Ausbildung für Pflegekräfte

Eine spezielle Ausbildung im Bereich Notfallmanagement ist für Pflegehilfskräfte unerlässlich, da sie dadurch technische und praktische Fähigkeiten entwickeln, die für kritische Situationen geeignet sind. Diese Ausbildung sollte mehrere grundlegende Aspekte umfassen:

1. Beherrschung der Notfallmaßnahmen

Eine der Kernkompetenzen für Krankenpflegehelfer ist das **Beherrschen** von **Notfallmaßnahmen**, sei es die Herz-Lungen-Wiederbelebung, die Verwendung des Defibrillators oder die Notfallmanöver zum Freimachen der Atemwege. Die Ausbildung in **Erste-Hilfe-Maßnahmen** muss regelmäßig wiederholt werden, da in Notfallsituationen die Schnelligkeit und Präzision der Handgriffe entscheidend sind. Die Ausbildung sollte auch regelmäßige Simulationen beinhalten, damit die Helfer die Anwendung von Notfallprotokollen unter realistischen Bedingungen üben können.

2. Kenntnis der Notfallausrüstung

Pflegehelfer sollten in der effektiven Nutzung von **Notfallausrüstungen** wie **Defibrillatoren, Sauerstoffgeräten**

und anderen Geräten geschult werden, die für die Wiederbelebung oder die Behandlung von Atem- und Herznot wichtig sind. Die Beherrschung dieser Geräte ist unerlässlich, um in einem Notfall keine Zeit zu verlieren. Dazu gehört nicht nur ihre Verwendung, sondern auch die regelmäßige Überprüfung, ob sie ordnungsgemäß funktionieren und verfügbar sind.

3. Stressbewältigung und Kommunikation in Notsituationen

Notfallsituationen können sowohl für den Patienten als auch für das Pflegeteam extrem belastend sein. Die Fähigkeit der Pflegekräfte, mit **Stress umzugehen,** ist entscheidend, damit sie ruhig und effektiv reagieren können. Die Ausbildung sollte Module zur Stressbewältigung in Krisensituationen sowie praktische Übungen beinhalten, um zu lernen, **Maßnahmen zu priorisieren** und eine klare Kommunikation mit dem Rest des medizinischen Teams aufrechtzuerhalten.

Eine gute **Kommunikation** ist für die Koordination der Bemühungen in Notfallsituationen von entscheidender Bedeutung. Die Pflegekraft muss wissen, wie sie wichtige Informationen schnell und effizient an das medizinische Team weitergeben kann, z. B. den Zustand des Patienten, bereits durchgeführte Maßnahmen und Vitalparameter.

4. Sensibilisierung für die Besonderheiten gefährdeter Patienten

Notfälle können sich bei verschiedenen Patientengruppen unterschiedlich darstellen. **Ältere Menschen, Palliativpatienten** oder **Kinder** können bei Atem- oder Herznot weniger offensichtliche oder untypische Anzeichen aufweisen. Eine spezielle Schulung für Notfälle in diesen gefährdeten Bevölkerungsgruppen ist unerlässlich, um die Maßnahmen an die besonderen Bedürfnisse jedes einzelnen Patienten anzupassen. Bei älteren Menschen mit Demenz kann z. B. eine plötzliche Verwirrtheit ein Warnzeichen für einen Herzinfarkt oder eine Hypoxie sein.

5. Nachsorge nach einem Notfall und Dokumentation

Nach der Bewältigung des Notfalls ist es von entscheidender Bedeutung, dass die Pflegekraft an der **Nachsorge nach dem Notfall** teilnimmt. Dazu gehört die kontinuierliche Beobachtung der Vitalparameter des Patienten, der Umgang mit Nebenwirkungen von Interventionen und die Mitwirkung an der Dokumentation des Ereignisses in der Krankenakte. Eine gute Dokumentation ermöglicht es, die Ereignisse, die durchgeführten Maßnahmen und die Entwicklung des Zustands des Patienten genau zu dokumentieren, was für die Anpassung der langfristigen Pflege entscheidend ist.

Schlussfolgerung und Ausblick

- Aktuelle Herausforderungen für die Abteilung für Schlafmedizin

Die **Abteilung für Schlafmedizin** ist mit mehreren aktuellen Herausforderungen konfrontiert, die sich auf die Qualität der Versorgung, die Wirksamkeit der Diagnosen und die Betreuung von Patienten mit Schlafstörungen auswirken. Diese Herausforderungen stehen im Zusammenhang mit der Weiterentwicklung der wissenschaftlichen Erkenntnisse, der zunehmenden Komplexität der Krankheitsbilder, der Verwaltung der personellen und technologischen Ressourcen sowie der Bedeutung der Aufklärung von Patienten und Fachkräften. Angesichts des ständig steigenden Pflegebedarfs wird es entscheidend, diese Herausforderungen zu bewältigen, um eine auf die Bedürfnisse der Patienten zugeschnittene Betreuung anbieten zu können.

1. Die steigende Prävalenz von Schlafstörungen

Eine der größten Herausforderungen für die Schlafmedizin ist die **zunehmende Prävalenz von Schlafstörungen**, insbesondere in alternden Bevölkerungsgruppen oder solchen, die Risikofaktoren wie Fettleibigkeit, chronischem Stress und sitzenden Lebensweisen ausgesetzt sind. Zu den häufigsten Störungen gehören das **obstruktive** Syndrom-Schlafapnoe **(OSA)**, **chronische Schlaflosigkeit**, das **Restless-Legs-Syndrom (RLS)** und **Narkolepsie**.

Der Anstieg dieser Krankheitsbilder ist auf verschiedene Faktoren zurückzuführen:

- Fettleibigkeit: Fettleibigkeit, die das Risiko für Schlafapnoe erhöht, ist in vielen Ländern auf dem Vormarsch. Diese Komorbidität verschlechtert häufig die Diagnose und den Umgang mit OSA.
- **Stress** und **Moderne**: Zunehmender Stress und moderne Lebensweisen, die durch übermäßige Bildschirmnutzung und unregelmäßige Arbeitszeiten gekennzeichnet sind, stören den zirkadianen Zyklus und fördern Schlaflosigkeit.

- **Alternde Bevölkerung**: Ältere Menschen leiden häufiger an Schlafstörungen aufgrund von Komorbiditäten wie Herz-Kreislauf-Erkrankungen, neurologischen Erkrankungen oder Atemwegserkrankungen.

Diese Faktoren haben zu einem **Anstieg der Nachfrage** nach Schlafberatungen und -untersuchungen geführt, was einen erheblichen Druck auf die schlafmedizinischen Dienste ausübt, die einen immer größeren Zustrom von Patienten bewältigen müssen.

2. Komplexe Diagnosen und Umgang mit Komorbiditäten

Eine weitere Herausforderung ist die **Komplexität von Schlafstörungen**, die häufig mit multiplen Komorbiditäten einhergehen. Patienten mit schlafbezogenen Atmungsstörungen wie der obstruktiven Apnoe sind häufig auch von Herz-Kreislauf-Erkrankungen, Stoffwechselstörungen (wie Diabetes) oder psychiatrischen Erkrankungen (Depressionen, Angstzustände) betroffen. Diese Komorbiditäten erfordern eine umfassende und multidisziplinäre Behandlung, an der mehrere Spezialisten beteiligt sind.

Die **Diagnose von Schlafstörungen** wird immer komplexer, da sie diese Wechselwirkungen zwischen den verschiedenen Erkrankungen berücksichtigen muss. So wird beispielsweise ein Patient mit OSA und Herzinsuffizienz einen anderen Behandlungsansatz benötigen als ein Patient ohne Komorbidität. Darüber hinaus können bestimmte Zustände wie **zentrale Apnoen** oder **Hypoventilationssyndrome** unterdiagnostiziert sein und erfordern daher Fachwissen und modernste Technologie, um sie zu erkennen.

3. Fristen für Diagnose und Behandlung

Die **Wartezeiten** für den Zugang zu einer Beratung oder einer Polysomnographie (die Standarduntersuchung zur Diagnose von

Schlafstörungen) stellen eine große Herausforderung dar. Aufgrund der **steigenden Nachfrage** und der begrenzten Ressourcen können die Wartezeiten für eine Schlafuntersuchung lang sein und in einigen Fällen von mehreren Monaten bis zu einem Jahr reichen. Dadurch verzögern sich die Diagnose und die Durchführung wirksamer Behandlungen, was sich negativ auf die Gesundheit und die Lebensqualität der Patienten auswirken kann.

Zu den Folgen dieser Fristen gehören :

- **Verschlimmerung der Symptome**: Bei Patienten mit schweren Störungen wie Schlafapnoe kann sich der Zustand ohne schnelle Behandlung verschlechtern.
- **Risiko von Komplikationen** : Unbehandelte Störungen wie Schlafapnoe erhöhen das Risiko von Herz-Kreislauf-Erkrankungen, Schlaganfällen und Unfällen aufgrund von Tagesschläfrigkeit.

Um diesen Herausforderungen zu begegnen, müssen die schlafmedizinischen Dienste **diagnostische Alternativen** wie **tragbare** Heimmonitore erforschen, mit denen bestimmte Schlafstörungen schneller erkannt werden können, ohne dass ein längerer Aufenthalt im Labor erforderlich ist.

4. Ausbildung und Fachwissen von Gesundheitsfachkräften

Die Schlafmedizin ist ein Fachgebiet, das sich **ständig weiterentwickelt**. Daher müssen die Angehörigen der Gesundheitsberufe **ständig an Fortbildungen** teilnehmen, um auf dem neuesten Stand der Wissenschaft und Technologie zu bleiben. Der Zugang zu diesen Fortbildungen kann jedoch durch Budgetbeschränkungen der Einrichtungen oder durch den Mangel an in diesem Fachgebiet ausgebildetem Personal eingeschränkt sein.

Eine weitere Herausforderung ist das **fehlende Bewusstsein** für die Bedeutung von Schlafstörungen in nicht spezialisierten medizinischen Diensten, wie der Allgemeinmedizin oder ambulanten Pflegediensten. Viele Schlafstörungen werden unterdiagnostiziert oder falsch an spezialisierte Dienste weitergeleitet, was zu einer Verzögerung der Behandlung führt. Daher ist es von entscheidender Bedeutung, dass nicht nur Schlafspezialisten, sondern auch Allgemeinmediziner, Krankenschwestern und Pfleger darin geschult werden, die Symptome dieser Störungen zu erkennen und die Patienten an die richtige Versorgung zu überweisen.

5. Integration neuer Technologien

Die **technologischen Fortschritte** im Bereich der Schlafmedizin bieten neue Möglichkeiten zur Verbesserung der Patientenversorgung, stellen aber auch eine Herausforderung dar. Die Integration von Technologien wie **tragbaren Monitoren**, **vernetzten Geräten** und **Anwendungen zur Schlafüberwachung** kann die Ferndiagnose und -überwachung von Patienten erleichtern. Diese Instrumente erfordern jedoch **Investitionen** und eine **Anpassung der klinischen Praxis**.

Der Einsatz von Telemonitoring-Technologien ermöglicht es beispielsweise, Patienten zu Hause zu überwachen. Dies erfordert jedoch spezielle Fähigkeiten des Pflegepersonals und eine geeignete Infrastruktur, um die Daten in Echtzeit zu verarbeiten und zu interpretieren. Darüber hinaus wirft der Einsatz dieser Technologien Fragen zum **Schutz persönlicher Daten** und zur Vertraulichkeit medizinischer Informationen auf.

6. Patientenadhärenz bei der Behandlung

Eine der größten Herausforderungen in der Schlafmedizin ist die **Therapietreue der Patienten**, insbesondere derjenigen, die an OSA leiden. Die Anwendung der **kontinuierlichen positiven Druckbeatmung (CPAP)** ist zwar sehr wirksam, wird aber von einigen Patienten aufgrund des Unbehagens der Maske, des Lärms des Geräts oder aufgrund von Nebenwirkungen wie Nasentrockenheit oder Hautreizungen schlecht vertragen.

Um die Patienten zur **Einhaltung der Behandlung zu** ermutigen, ist ein Ansatz erforderlich, der sich auf die Aufklärung und die regelmäßige Nachsorge konzentriert. Die Patienten müssen gut über die langfristigen **Vorteile** der Behandlung aufgeklärt werden, und es müssen Lösungen zur Verbesserung des Komforts angeboten werden, wie z. B. die Anpassung der Maske oder die Verwendung von Luftbefeuchtern.

7. Auswirkungen der COVID-19-Pandemie

Die **COVID-19-Pandemie** hat auch die schlafmedizinischen Dienste durcheinander gebracht, da es aufgrund der vorübergehenden Schließung von Schlafzentren und der gesundheitlichen Einschränkungen zu **Verzögerungen bei der Diagnose** kam. Darüber hinaus können einige Patienten, die sich mit COVID-19 infiziert haben, **respiratorische Folgeerkrankungen** aufweisen, die bereits bestehende Schlafstörungen verschlimmern oder zu neuen führen. Dies hat zu einer erhöhten Nachfrage nach spezialisierter Schlafversorgung geführt und gleichzeitig die verfügbaren Ressourcen eingeschränkt.

Die **aktuellen Herausforderungen der Abteilung für Schlafmedizin** sind vielfältig und erfordern angemessene Antworten, um die Qualität der Versorgung zu verbessern und der steigenden Nachfrage gerecht zu werden. Das Management der Prävalenz von Schlafstörungen, die Verbesserung der Diagnosezeiten, die Integration neuer Technologien und die ständige Weiterbildung der Fachkräfte sind Hebel, um diese Hindernisse zu überwinden. Die Einführung innovativer Strategien, wie der Einsatz tragbarer Monitore und die Verbesserung der Therapietreue, wird dazu beitragen, die Patientenversorgung zu optimieren und die mit unbehandelten Schlafstörungen verbundenen Komplikationen zu verringern.

- Ermutigung für neue Pflegehelferinnen und Pflegehelfer : Sinn und Leidenschaft in diesem Bereich finden

Krankenpflegehelfer zu werden ist mehr als nur ein Job: Es ist eine tiefe Hingabe an die Begleitung, Pflege und Unterstützung der verletzlichsten Menschen. Für **neue Pflegehelfer** ist es ganz natürlich, dass sie angesichts der Komplexität des Berufs und der vielen Verantwortlichkeiten, die er mit sich bringt, eine gewisse Angst verspüren. Es ist jedoch auch eine einzigartige Gelegenheit, in jeder Interaktion mit Patienten einen **tieferen Sinn zu** entdecken, die **Leidenschaft für die Pflege zu** kultivieren und authentische menschliche Beziehungen aufzubauen. In diesem Beruf trotz seiner Herausforderungen Sinn und Erfüllung zu finden, ist nicht nur möglich, sondern auch wesentlich, um in diesem Beruf zu wachsen und zu gedeihen.

In jeder Pflegehandlung einen Sinn finden

Eines der wertvollsten Merkmale der Arbeit als Pflegekraft ist der direkte Einfluss, den man auf die **Lebensqualität** der Patienten haben kann. Die tägliche Pflege, so einfach sie auch sein mag, wie einem Patienten beim Anziehen zu helfen, ihn zu füttern oder ihm einfach in einem schwierigen Moment zur Seite zu stehen, sind **wohlwollende** Handlungen, die ihren Tag verändern können.

Jede kleine Geste trägt dazu bei, **Komfort** zu bieten und die **Würde** der betreuten Personen zu wahren. Für Patienten, die sich isoliert oder verletzlich fühlen können, ist die wohlwollende und aufmerksame Präsenz einer Pflegekraft eine unschätzbare Unterstützung. Wenn man den Wert dieser Interaktionen erkennt, kann man verstehen, dass Pflege weit über technische Aufgaben hinausgeht: Sie ist ein Mittel, um **den Alltag** der Patienten **wieder menschlicher** zu **gestalten**.

Die Leidenschaft für menschliche Begleitung kultivieren

Der Beruf des Krankenpflegehelfers ist tief in der **menschlichen Beziehung** verwurzelt. Es ist ein Bereich, in dem Einfühlungsvermögen, Zuhören und Verständnis genauso wichtig sind wie technische Fähigkeiten. Für neue Pflegehelfer/innen ist es von entscheidender Bedeutung, sich daran zu erinnern, dass jeder Patient eine einzigartige Person mit einer eigenen Geschichte, eigenen Emotionen und eigenen Bedürfnissen ist. Sich jeder Pflege mit dieser Perspektive zu nähern, kann die tägliche Arbeit in einen **sinnvollen Austausch** verwandeln.

Diese Beziehungsdimension ist auch ein Hebel, um **die Leidenschaft zu kultivieren**. Wenn man sich die Zeit nimmt, die Patienten kennenzulernen und ihre Ängste, Hoffnungen und Wünsche verstehen zu lernen, kann man starke und bereichernde Beziehungen aufbauen. Diese gemeinsamen Momente sind oft auch Lernquellen, da die Patienten selbst einen **Reichtum an Perspektiven** und **Lebenslektionen** bieten können.

Durch Herausforderungen aufblühen

Es ist nicht zu leugnen, dass der Beruf des Pflegehelfers **Herausforderungen** mit sich bringt. Die Tage können körperlich und emotional anspruchsvoll sein. Der Umgang mit schwierigen Situationen wie Schmerzen, Verlust der Selbstständigkeit oder Sterbebegleitung kann manchmal überwältigend erscheinen. Dennoch ist es oft gerade in solchen Momenten, dass die Rolle der Pflegekraft ihre volle Bedeutung entfaltet.

Herausforderungen bieten die Möglichkeit, **Fähigkeiten zu entwickeln** und ungeahnte Stärken an sich selbst zu entdecken. Zu lernen, mit Stresssituationen umzugehen, schnelle Entscheidungen zu treffen und in Notsituationen ruhig zu bleiben, sind Eigenschaften, die sich mit zunehmender Erfahrung entwickeln. Diese Fähigkeiten stärken nicht nur das Selbstvertrauen, sondern bereichern auch die Fähigkeit, eine tragende Säule für die Patienten zu sein.

Anerkennung und Respekt finden

Auch wenn der Beruf des Krankenpflegehelfers manchmal unauffällig oder unbekannt erscheinen mag, ist er doch eines der

Rückgrats des Gesundheitssystems. Pfleger, Ärzte und Krankenschwestern verlassen sich auf die Arbeit der Pflegehelfer, um eine umfassende und qualitativ hochwertige Versorgung der Patienten zu gewährleisten. Diese berufliche Anerkennung ist wichtig, denn sie zeigt, wie wichtig die täglich geleistete Arbeit ist.

Darüber hinaus ist die **Anerkennung durch die Patienten** und ihre Familien eine unschätzbare Quelle der Motivation. Für viele Patienten sind die Pflegekräfte die vertrauten Gesichter, die sie jeden Tag sehen, die Menschen, denen sie sich anvertrauen und auf die sie sich verlassen. Dieses Vertrauen und die enge Verbundenheit sind tiefe Zeichen des Respekts, die jeden Moment, den sie im Dienst für andere verbringen, aufwerten.

Kontinuierlich lernen

Der Beruf des Krankenpflegehelfers ist auch eine großartige Gelegenheit, **ständig** Neues zu **lernen**. Jeder Tag bringt neue Erfahrungen, neue Patienten und neue Situationen mit sich. Dieses dynamische Umfeld fördert eine **ständige Weiterentwicklung**, sowohl auf persönlicher als auch auf beruflicher Ebene.

Für neue Krankenpflegehelfer ist es wichtig, sich daran zu erinnern, dass die Ausbildung nie aufhört. Jede Interaktion mit einem Patienten ist eine Chance zu lernen, sei es durch das Beobachten spezifischer Pflegetechniken, das Verfeinern von Beziehungsfähigkeiten oder das Entwickeln von Kenntnissen über Krankheitsbilder und Behandlungen. Es gibt auch zahlreiche Weiterbildungsmöglichkeiten, um die eigenen Fähigkeiten zu vertiefen und sich beruflich weiterzuentwickeln, sei es durch Spezialisierung oder den Aufstieg in eine Führungsposition.

Ein persönliches Gleichgewicht finden

Schließlich ist es von entscheidender Bedeutung, **ein Gleichgewicht** zwischen Berufs- und Privatleben **zu finden**. Der Beruf des Pflegehelfers kann anstrengend sein, und es ist wichtig, auf sich selbst zu achten, um sich um andere kümmern zu können. Sich Ruhepausen zu gönnen, Aktivitäten auszuüben, die Wohlbefinden schaffen, und ein persönliches Unterstützungsnetzwerk zu pflegen, sind entscheidend für die Aufrechterhaltung einer **guten psychischen Gesundheit** und eines **emotionalen Gleichgewichts**.

Dieses Gleichgewicht hilft, motiviert und leidenschaftlich für den Beruf zu bleiben. Indem sie lernen, ihre eigenen Bedürfnisse zu erkennen und mit ihrer Energie umzugehen, können Pflegehelfer/innen besser durch Zeiten von Stress oder Erschöpfung navigieren, während sie weiterhin qualitativ hochwertige Pflegeleistungen erbringen.

- Die Bedeutung des Engagements und der Entwicklung von Fähigkeiten während der gesamten Karriere

Engagement und **Kompetenzentwicklung während der gesamten beruflichen Laufbahn** sind wesentliche Elemente zur Gewährleistung einer erfüllenden und effektiven Berufspraxis, insbesondere im Gesundheitsbereich. Für Pflegehelferinnen und Pflegehelfer wie für alle Beschäftigten im Gesundheitswesen gilt, dass die Entwicklung des Wissens, der Technologien und der Pflegepraktiken ein kontinuierliches Lernen erforderlich macht. Dieses Engagement stärkt nicht nur die fachlichen und zwischenmenschlichen Kompetenzen, sondern hilft auch, motiviert zu bleiben, Herausforderungen zu meistern und sich an neue Anforderungen des Berufs anzupassen. Die Investition in die persönliche und berufliche Entwicklung ist daher ein wichtiger

Hebel für eine nachhaltige, erfüllende und chancenreiche Karriere.

Persönliches Engagement: eine wesentliche Triebkraft für die Qualität der Pflege

Das persönliche Engagement der innen/Pflegehelfer spiegelt sich in ihrer **Bereitschaft** wider, **sich weiterzubilden**, zu lernen und sich an die sich ändernden Bedürfnisse der Patienten und des Gesundheitssystems anzupassen. Dies geht weit über die Anwendung der in der Grundausbildung erworbenen Fähigkeiten hinaus. Ein engagierter Pfleger ist jemand, der täglich danach strebt, sich zu verbessern, seine Patienten zu verstehen und seine Arbeitsmethoden zu verfeinern.

Dieses Engagement zeigt sich in mehreren Aspekten:

- Die **Sorge um eine qualitativ hochwertige Pflege**: Das Engagement führt dazu, dass man immer nach Möglichkeiten sucht, die Pflege der Patienten zu verbessern, sei es durch kleine Aufmerksamkeiten oder durch die Perfektionierung technischer Handgriffe.
- **Aktives Zuhören und Einfühlungsvermögen**: In seiner Rolle engagiert zu sein bedeutet auch, ein offenes Ohr für die Bedürfnisse und Erwartungen der Patienten zu haben, um ihnen eine auf ihre Situation zugeschnittene Pflege zu bieten, die ihre physischen und psychologischen Besonderheiten berücksichtigt.
- **Hinterfragen**: Eine engagierte Pflegekraft ist in der Lage, sich selbst in Frage zu stellen, ihre Praktiken zu bewerten und ihr Handeln an das Feedback von Patienten, Kollegen oder Entwicklungen in der Branche anzupassen.

Persönliches Engagement kommt nicht nur den Patienten zugute, sondern ist auch eine Quelle der **Motivation** und der **beruflichen Zufriedenheit**. Wenn jeder Pflegehelfer in seinen Beruf eingebunden ist, kann er den **tieferen Sinn** seiner Arbeit spüren und eine dauerhafte Leidenschaft für die Pflege pflegen.

Die Bedeutung der Entwicklung von technischen und zwischenmenschlichen Fähigkeiten

Das Gesundheitswesen entwickelt sich ständig weiter, da neue Technologien, Techniken und Erwartungen der Patienten hinzukommen. Vor diesem Hintergrund wird die **Entwicklung von Kompetenzen** entscheidend, um auf dem neuesten Stand zu bleiben und den zeitgenössischen Herausforderungen des Berufs gerecht zu werden.

Technische Fähigkeiten

Die Entwicklung **technischer Fähigkeiten** ist für die Gewährleistung einer sicheren und wirksamen Pflege von grundlegender Bedeutung. Pflegeassistenten müssen ein breites Spektrum an technischen Handgriffen beherrschen, die von der Hygiene- und Komfortpflege über die Überwachung von Vitalparametern bis hin zur Handhabung von Medizinprodukten reichen.

Technologische Innovationen, wie **vernetzte Geräte** zur Fernüberwachung oder neue Diagnose- und Behandlungsmethoden, erfordern eine ständige Anpassung. Beispielsweise müssen Pflegehilfskräfte, die in Fachabteilungen wie der Schlafmedizin arbeiten, den Umgang mit speziellen Geräten wie **CPAP-Geräten** (Geräte zur kontinuierlichen Überdruckbeatmung) oder **Polysomnographie-Ausrüstung** beherrschen.

Die Teilnahme an **Fortbildungen** ermöglicht es, sich über medizinische Fortschritte auf dem Laufenden zu halten und neue Techniken zu erlernen, was dazu beiträgt, die Qualität der geleisteten Pflege zu verbessern. Darüber hinaus hilft die Entwicklung technischer Fähigkeiten, **unangemessene Handlungen** oder Fehler zu vermeiden, die die Sicherheit der Patienten beeinträchtigen können.

Beziehungs- und Menschenkompetenz

Neben den technischen Fähigkeiten erfordert der Beruf des Pflegehelfers auch starke **Beziehungsfähigkeiten**. Die Pflegebeziehung beruht auf **Vertrauen**, **Respekt** und **Kommunikation**. Die Entwicklung von Beziehungskompetenzen ermöglicht es, die Bedürfnisse der Patienten besser zu verstehen, mit Stress- oder Notsituationen umzugehen und eine individuelle Betreuung anzubieten.

Schulungen in **therapeutischer Kommunikation** oder **Konfliktmanagement** helfen dabei, besser mit Patienten und ihren Familien zu interagieren, insbesondere in heiklen Situationen wie der Ankündigung einer schlechten Prognose oder der Begleitung am Lebensende. Diese Fähigkeiten ermöglichen es auch, die Arbeit in **multidisziplinären Teams** zu stärken, die in Gesundheitseinrichtungen von entscheidender Bedeutung ist.

Die Entwicklung dieser Fähigkeiten fördert auch die persönliche Entfaltung, da sie es ermöglicht, zwischenmenschlichen Beziehungen mit mehr Gelassenheit und Vertrauen zu begegnen, indem sie die Fähigkeit stärkt, mit emotional schwierigen Situationen umzugehen.

Die Anpassung an die Entwicklungen des Berufs und die Bedürfnisse der Patienten

Der Gesundheitssektor ist einem ständigen Wandel unterworfen, wobei sich die Behandlungsprotokolle, die Medizintechnik und die Erwartungen der Patienten häufig ändern. Die **Alterung der Bevölkerung**, die Zunahme **chronischer Krankheiten** sowie die Entwicklung medizinischer Standards und Vorschriften erfordern eine **regelmäßige Aktualisierung** von Wissen und Praktiken.

Pflegekräfte müssen sich daher über neue **Therapieansätze** und **wissenschaftliche Fortschritte** auf dem Laufenden halten, um ihre Praxis an die aktuellen Bedürfnisse anpassen zu können. Dies setzt eine ständige Neugier und Lernbereitschaft voraus, sei es durch **Fortbildungen, Vorträge** oder **Fachlektüre.**

Darüber hinaus ändern sich auch die Bedürfnisse der Patienten selbst. Heutzutage sind die Patienten besser informiert und beteiligen sich aktiv am Management ihrer Gesundheit. Sie erwarten von den Pflegekräften, dass sie in der Lage sind, ihre Fragen zu beantworten, ihnen klare Erklärungen zu geben und die Pflege auf ihre individuellen Bedürfnisse abzustimmen. Durch die Entwicklung **pädagogischer Fähigkeiten** können Pflegehilfskräfte Patienten beim Gesundheitsmanagement, insbesondere bei der Therapieerziehung und der Prävention, begleiten.

Möglichkeiten zur beruflichen Weiterentwicklung

Die Entwicklung von Kompetenzen ist auch ein Hebel für **die berufliche Entwicklung.** Im Laufe der Jahre können Pflegehelfer/innen in **Führungspositionen** aufsteigen oder sich auf bestimmte Bereiche spezialisieren, z. B. Geriatrie, Schlafmedizin oder Palliativpflege.

Beispielsweise kann sich eine Pflegekraft, die ihre technischen und zwischenmenschlichen Fähigkeiten in einer Abteilung für Schlafmedizin entwickelt, zu **spezialisierten Funktionen** weiterentwickeln, z. B. zur Unterstützung bei polysomnografischen Untersuchungen, zur Betreuung von Patienten mit nichtinvasiver Beatmung oder zur Koordination der Patientenschulung.

Die Möglichkeiten für **zertifizierende** Schulungen oder **zusätzliche Abschlüsse** bieten auch die Chance, sich zu einer Führungsposition oder einem Management zu entwickeln. Das Engagement für die Kompetenzentwicklung ist daher ein Schlüssel zum **Aufbau einer erfüllenden Karriere**, während Sie weiterhin qualitativ hochwertige Pflegeleistungen erbringen können.

Persönliche Zufriedenheit und berufliche Erfüllung

Die Entwicklung von Kompetenzen im Laufe der Karriere trägt ebenfalls dazu bei, **persönliche Zufriedenheit und berufliche Erfüllung** zu gewährleisten. Wenn Sie sich weiterbilden, neue Techniken erlernen und sich beruflichen Herausforderungen stellen, fühlen Sie sich wertgeschätzt und nützlich.

Dieses Gefühl des Fortschritts fördert auch das **Wohlbefinden am Arbeitsplatz**. Pflegekräfte, die die Initiative ergreifen, um ihre Fähigkeiten weiterzuentwickeln, haben im Allgemeinen mehr Vertrauen in ihre Fähigkeiten, fühlen sich bei den täglichen Herausforderungen wohler und sind weniger anfällig für **Burnout**. Denn durch ständige Weiterentwicklung und Lernen werden **Routine** und das Gefühl der Stagnation vermieden, zwei Faktoren, die häufig mit Demotivation in Verbindung gebracht werden.